【新装復刻版】

クロス・カレント

Cross Currents

ロバート・O・ベッカー Robert O. Becker
元ニューヨーク州立大学・同州医療センター・ルイジアナ州立大学医療センター正教授／医学博士

船瀬俊介 訳 Shunsuke Funase

ヒカルランド

【新装復刻版】クロス・カレント／目次

第Ⅳ章　現代社会が作り出す電磁波汚染

第Ⅶ章 危険《リスク》と利益《ベネフィット》の比較、解決へ提言する

カバーデザイン　重原　隆
本文仮名書体　文麗仮名（キャップス）

プロローグ
科学信仰と生命「機械論」は、崩壊した

●〝原爆〟と〝ペニシリン〟は人類を救ったか？

第二次世界大戦が生んだ〝科学〟と〝技術〟における二つの成果――。

それは〝原爆〟と〝ペニシリン〟である。

これらは、われわれに新しい世界を約束してくれた。そこで、われわれは、自分たちの住む環境を完全に支配できるはずであった。家庭でも、車でも、ただでエネルギーが供給される。そして、病気からも解放される。人生を快楽のなかに過ごすことができる。

科学的知識が、順調に発展すれば、そうなるはずだった。そこで、科学的な探求は国家的目標となり、たとえば国立衛生研究所（メリーランド州。研究スタッフ二五〇〇名を擁し、米国政府の生理学、医学分野での研究の中枢的役割を担う。）や国立衛生試験所（現・医薬品医療機器総合機構）などが設立され、巨額の資金が投入された。

かくして、四〇年間、われわれの世界は〝ビッグ・サイエンス〟と〝ビッグ・テクノロジー〟という二つの概念によって形づくられてきたのである。

最初、希望は実現されるかのように思えた。成功は目前のように思えた。

しかしながら、事態は劇的に変化した。

いまやわれわれは、われわれの地球生態系は破滅の危機に瀕していることを思い知った。エネルギーはただどころではない。医学の面でも、一九五〇年代にくらべてほんのわずかしか進歩はない。ある部分では、まったく改善されていない。

なるほど、われわれは、過去の大きな疫病《えきびょう》に勝利はした。

しかし、今日ではエイズやガンなどの新たな悪性の病気に見舞われている。

●科学の〝何〟が、まちがったのか？

どうして、こんなことになってしまったのか？　どこで、間違ったのか？

いま、われわれになにができるのだろうか？

一九五〇年代にスタートした興奮と希望に満ちた科学技術の進歩。それは科学の巨大システムへと成長していった。この巨大なシステムは、いまや同じ技術の延長線上に、さらに突き進んでいく。それ以外には、今日の問題を解決していくことは不可能なようにみえる。

問題は科学それ自体なのではない。科学とは人間の努力に他ならない。

科学者たちは、ふつう新聞に描かれているような、常に真実を求める論理的な探求者というわけではない。やはり人の子である。他の人々と同じような失敗も犯す。

実際、現代の科学者の仕事とは次のようなものだ。まず、その成功は、発表された論文数の多寡《たか》ではかられる。数が多ければ多いほど、より高い地位が保証される。より巨額の研究費、より広い研究室、そして、決定権を持つ集団の一角におさまることもできる。

したがって、既成の学説には逆らわない、当たり障《さわ》りのない論文を多数発表する。学者世界のそうした状態の結果はどうか？　既知の事実に疑問を挟むテーマに喜んで取り組むような科学者がほとんどいなくなってしまったのだ。

むしろ、彼らは、過去の発見の遺物とも言えるわずかな問題に、もっぱらその思考を割く。そんなことで満足しているのだ。

このような現実が、停滞をまねく。そして、科学の進歩の足取りは遅い。知識の小さな切っ端を手に入れるのさえ苦痛に満ちているかのように見えてくる。その小さな断片とはすでに存在する壮大な建造物にとって、ちっぽけなカケラの付け足しにすぎないのに！

今日の科学は、その最も本質的な面をほとんど喪失してしまった。

それこそが〝冒険の精神〟である。

●生命は精巧な機械と主張する人々

トーマス・クーンがよく言うように、科学の発展の方向は、以下のように形成される。過去から引きずられた教条主義的体系の克服である。それは物象がどう動くかを解する新しい見方、すなわち新しいパラダイムに取って代わられる革命的時代に形づくられる。

この変革は、約束をホゴにしつつある既成パラダイムの次第に増大する不具合と、現実をよりよく解明する新たな能力によってもたらされる。

ただし、すべての革命の時代における思考の変革は、既成パラダイム内で仕事をしている連中からの手厳しい反発にさらされる。

一九五〇年代のパラダイムは、生命の化学的「機械論」に基づいていた。

この見解に立てば、生き物とは化学的メカニズムの精緻《せいち》な機械にすぎない。

その能力はこのモデルによって許される機能に限定される。そこでは生体の自律性とか、自然治癒という要素は入り込む余地はない。機械論の鋳型にはなじまないからだ。

この見解は、ついに一つのドグマとなる。その支持者たちは、「そこに存在するすべてを知る」ことは、すなわち、「生命について知ること」と主張する。

●生命「機械論」が閉ざした二つの道筋

この思考は、われわれの社会を支配したばかりでなく、同様に医学者たちをも支配した。

そのため以下の二つの方途が制限されてしまった。

一つはある治療を行うために使われ得たであろう様々な方法が日陰に置かれてしまった。

もう一つは人間の肉体自身には治癒する能力が備わっているという事実に目覚める研究への

道筋が閉ざされたのである。

技術発達は医学現場で活用されてきた。ところが、一方で、予測だにしなかった副作用が生じてきたのだ。われわれ自身、その増え続ける代償を支払うはめに陥っている。

たとえば、ガンの治療技術である。

その大半が実は、なんとそれ自身に発ガン作用があることが、明らかになってきた。予期せぬ副作用は次なる〝技術的補修〟を必要とするようになる。

今やわれわれは、つぎからつぎに積み重ねられた技術的実験のための螺旋《らせん》地獄に、呑みこまれてしまっていることに気づく。

その終りは見えない。むろんこれでは患者の治療にはなんの役にも立たない。

生命の化学的「機械論」の錯誤の後に、いま一つの医学的革命が始まった。

機械論的思考とそれによって施される治療に対して募る患者側の不満だ。それらが今日、多くの内科医たちをかつて医学界から〝非科学的〟と捨て去られた治療技術の再検証や医療応用へと駆りたてている。

食事療法、ハーブ（香草）の使用、メディテイション（瞑想）、そして鍼灸《しんきゅう》治療……などがそれである。これらは、ほんの一例にすぎない。

こうした医療現場でのラジカルな変革は、古代の生命やエネルギー、そして医療の根本的な概念に深く根ざしている。それは、生き物に生来備わった治癒能力の再認識を含んでいる。

「生命」は電気と磁気の力に支えられている

●物理学と生物学の統合による革新

同時に、物理学と生物学の統合は、新しい化学の革新をもたらした。

それは、生物の中に秘められた予想外の複雑さや、以前なら夢想だにしなかった能力の数々を、明らかにしてきたのである。

生命の化学は、生体がその下に横たわる電気と磁気の力に支えられていることを解明した。

われわれの肉体と脳は、われわれの体内と体外に電磁場を生じさせている。

私はこの事実を、まず拙著『ボディ・エレクトリック』（1985）で、明らかにした。

それ以来、世界中で、これに関する研究熱の盛り上がりが強まっている。

そして、より重要な発見の報告もあいついでいる。

この新しい見知は、生物学的な可能性の領域を広げただけにとどまらない。

われわれの地球環境の電気的、磁気的要素と生物とを関連づけて見せてくれたのである。

つまり、われわれは地球の自然な磁場の中で生きている。

ところが一方で、膨大な地球規模の人工的な電磁波ネットワークを生み出しているのだ。

●生命とは、電磁場の中の電磁場……

今日の生命とは、電磁場の中の電磁場、そのまた中の電磁場と見なすことができる。

生命現象も、宇宙を形造ったものと同じ力によって、支配されている。

原初より、生命は地球の自然な電磁的環境に依存してきた。今日、この自然な電磁環境は、かつて決して存在しなかった人工的な電磁場の奔流に押し流されている。

前述の本（『ボディ・エレクトリック』）で、私は人間の身体電流について述べた。この『クロス・カレント』では、人間の肉体の電気と、地球本体の電気の両方が、いかにこの人工の電磁エネルギー濫用《らんよう》により変質し、損なわれてきたかを明らかにする。さらに、差し迫りつつある破局を回避するために、どのような第一歩を踏み出すべきか説き明かしたい。

この本に盛られた革新的な科学的知識の体系は、科学の衣装をまとった僧院の中でのみ利用されるものであってはならない。一般大衆にもよく理解できるような形の、実際に役立つ知識の体系でなければならない。私はそう固く信じている。

近い将来に予定される数多くの重要な政治的決定が、すぐにもそれを必要としよう。

これらの知識体系は、同時にまた、自覚大衆によって積み上げられて行かねばならない。間違っても政治家や官僚、自己信仰のための〝主義〟とやらに盲目的に従順な科学者などによって操《あやつ》られるようなことがあってはならない。

●自己治癒力の希望、環境破壊の絶望

この電磁波の知識は、われわれの自己治癒能力に大きな希望を約束してくれる。もう片方では、あのレイチェル・カーソン氏の『沈黙の春』に匹敵する恐ろしい警告を発している。

この著作は、われわれのエコロジカルな危機を白日のもとにさらしている。

そして地球規模の環境保護運動が生まれるきっかけとなった。

われわれは、カーソン氏が警告したのとは別のもう一つの目に見えない危機に直面している。

私はそれを確信している。

そして、この危機に立ち向かう術は、市民による一致協力した行動のみである。

第Ⅰ章

人類を襲う新たな難病、奇病

人工電磁波の氾濫《はんらん》で、難病・奇病が急増した

●どんどん弱まる人類の抵抗力

近年、つい数年前まではまったく知られていなかったような病気が次々に出現している。すでに征服してしまったはずの病気が再び増加している。さらに私たちは新しいタイプの難病の出現に直面している。エイズの流行が最も注目されている。しかし、エイズと同じくらい重要な病気は他にもある。たとえばアルツハイマー痴呆症、ガン、先天異常などといったこれまであまり注目されていなかった難病である。

後述する新しい科学パラダイムは、こうした新たな難病の原因解明に手がかりを示す。人類が電磁波を使用することによって地球レベルの環境に変化がもたらされた。人工的な電磁波は、人間をはじめとするすべての生命に影響を与える。さらに、ウイルスが今まで地球に存在しなかった新しいエネルギーにさらされることになった。

電磁波がいかに、病気の発生に変化をもたらすような、異常な生物学的な影響を与えるか？それについては後に詳しく述べる。

この相互作用が、新しい病気や以前からあった多くの病気の予想されなかった変化の真の原因である。

何もないところから突如として発生する新しい病気――。それらは、すでに存在していた細菌やウイルスの病原性に関する遺伝子が突然変異することによって生じると考えるのが普通の理論的立場だ。

しかし、もう一つの可能性が考えられる。それは、病原体が変化するのではない。それまでは病原性がなかったような細菌やウイルスに対する人間の抵抗力が弱くなることである。それによって新しい病気が発生するという考えである。

現実には、物事はそれほど簡単ではない。ヒポクラテスが、「あらゆる病気は、病気の原因となるものと患者の身体状態の相互関係の結果起きる」といった言葉は正しい。

新しい病気に直面したときに、いったいどちらの方が正しいのか、明確に言い切るのは非常に難しいことである。

●新しい病、〝電磁波過敏症候群〟

私が電磁波における生物学的な影響に関する研究成果を発表してから、しばらくすると、たくさんの手紙が届きはじめた。その中には、電磁波から逃れるためにほとんど電磁波の届かないような遠い田舎に引っ越したという人もいた。

正直に言おう。手紙を受け取りはじめた数年間は、こうした人々の行動はどちらかというと精神的な原因によるものだろうと考えていた。だから、こうした苦情についてはかなり懐疑的であった。

しかし、この五、六年くらい前からは、はじめはぽつぽつとしか届かなかった手紙が洪水のように殺到するようになった。今では、電磁波による障害について、他の医者たちも興味を示し、こうした患者の診断に協力してくれるようになった。

テキサス州出身の外科医ウイリアム・レイがいる。彼は、長いことアレルギー症状と神経症状に悩まされていた。ある日レイ医師は自分が、最先端設備が整っている手術室の中で発生する電磁波に対して過敏であることに気がついた。

医療技術が進歩するにつれて、手術室の中には電気機器がところ狭しと並べられるようになった。手術室という環境も決して安全な場所であるといえなくなっている。

レイ医師は、いろいろと考えた結果、自分のアレルギー症状と神経症状の原因が手術室の電磁波にあるという結論にいたった。

まわりに注意してみるとこうした電磁波に対して敏感な人たちが結構いることに気づいた。

さらに、こうした患者が増えていることもわかった。

電磁波に敏感な患者たちの訴えに対して、医者はいつも、

「そうした症状はすべて、あなたの心の中に問題があるのですよ。病気は精神科の先生に診てもらいなさい」

と言い続けてきたようである。

こうした現実に憤慨したのがレイ医師である。

●特定の周波数に敏感に反応

彼は、電磁波に悩む患者たちのために、自らクリニックを設立して、診療を開始した。テキサス州ダラスにあるレイ医師のクリニック「環境健康センター」は、この種の診療施設としては、アメリカの中でも最も整備されているようだ。

ここにきた患者は、試験的に自分でも気づかないうちに電磁波にさらされ、そのうえで、自律神経系を客観的に観察する検査が行われた。その結果、ほとんどすべての患者がある特定の周波数に対して敏感に反応することが認められたのである。

このようにして、レイ医師は「電磁波過敏症候群」が実際に存在する新しい病気であることを実証したのだ。

この電磁波過敏症候群にかかっている患者たちには、共通の訴えや症状がある。

●コンピューターで目まい、吐き気……

マーガレット・スミスは、コンピューター関連技術者として、長年にわたって国際的企業に勤めてきたキャリアウーマンである。マーガレットは自分の仕事に満足していた。

毎年受けている会社の健康診断でも、とくに問題になるようなことは一切なかった。

ところが、ある時、今までと違うタイプの新型コンピューターが会社に導入された。マーガレットが新しいコンピューターを試しに操作することになった。新コンピューターは、今までのものと較《くら》べて、はるかに速くて強力であり、そのうえ使いやすく、マーガレットには完璧《かんぺき》なコンピューターに思われた。

その日、新しいコンピューターの操作を楽しんで帰宅の途に就いたマーガレットは、会社からの帰り道に少しばかり頭痛を感じた。

夜、ベッドに入る前に飲んだアスピリンが効いたのか、翌朝には頭痛は治っていた。

ところがその日、会社に行って新しいコンピューターを操作しはじめて一時間もしないうちに、再び頭痛がはじまった。マーガレットは、

「カゼでもひいたのかしら」

と呟きながらアスピリンを飲んだ。

マーガレットの頭痛は一向によくならなかった。そればかりか、新しいコンピューターに向かう回数が増えるにつれて、めまいや吐き気まで起こるようになった。

心配になった彼女は会社の医務室に行って医者に診てもらった。すると、微熱があり、カゼに違いないとの診断を受けた。医者のすすめで二日間の休暇をとった。そして彼女が、仕事に戻ってコンピューターを作動させて数分もしないうちに、再びめまいと吐き気、そして頭痛が襲ったのである。

そうそう会社を休むわけにもいかないので、そのまま仕事を続けたマーガレットは、やがて集中力がなくなり、強い疲労感を覚えるようになりはじめた。さらに視力障害も起きてきた。仕事を続けるにつれてひどくなっていく症状は、ついに仕事を続けられなくなってしまうほどに悪化してしてしまった。

●溶鉱炉の中に入ったような錯覚

この頃になると、マーガレットは新しいコンピューターに問題があるのではないか？　と思うようになっていた。彼女は医務室の医者と相談して、今度はまるまる一週間の休暇をとった。休暇が終わって仕事に復帰する前に、コンピューターを使うまではまったく健康であるということを医者にわかってもらうために、マーガレットは医務室に直行した。

医者からは、彼女の休暇中にコンピューターを点検したところ、コンピューターには危険性や有害といった問題はないことがわかったと告げられたのである。

しかしながら、コンピューターのある部屋の扉を開けた瞬間、マーガレットはまるで「溶鉱炉の中に入った」ような錯覚にとらわれた。部屋の中には、新しいコンピューターがいくつも備え付けられていて、仲間のスタッフが忙しそうに働いていた。

マーガレットはほんの数分間しか、その部屋にいることができなかった。

医務室に駆け込んだ彼女に対して、医者は何か精神的な悩みか、あるいは個人的な問題があるのなら、そうした専門医を紹介するからと一度診察を受けることを勧めた。彼女は、仕事に戻らず、自宅に直行した。

しばらくすると、テレビやステレオの近くにいるときも、コンピューターに向かっているときと同じような症状が現れることに、彼女は気がついた。それから数週間後になると、彼女の体調はますます悪くなり、ついには電話機さえも使えなくなってしまったのである。

マーガレットにとって幸運だったのは、次に相談に行った医者が、以前に彼女と同じような病気を診たことがあったことだった。その医者は、「病気の原因はきっとコンピューターから出されている電磁波だろう」と言った。他の患者も電磁波があるような場所から離れることで病気が治って、仕事に戻れた、と説明しながら、マーガレットに「体調が回復するまで田舎に行く」ことを勧めてくれたのである。

この医者のアドバイスにしたがったマーガレットの病気は、ようやく快方に向かったのである。田舎での療養から戻り、すっかりよくなったマーガレットは、二度とコンピューターのある職場には戻らなかった。彼女は現在は他の国の田舎で健やかな毎日を送っている。

●抑うつ、記憶力減退、不眠症、けいれん

この問題について、相談を受けたほとんどの患者が、「突如として症状が出る」という共通の経験を訴えている。必ずしもコンピューターでなくても、常に何か新しい電磁波にさらされ

ることが症状が発生するきっかけになっていた。

こうした人々に共通していることは、症状が出るまでは、患者たちに何の影響も与えなかったようなテレビ、コンピューター、ステレオ、蛍光灯、電話機、電熱器、高圧線といったものに対して非常に過敏になることであった。そして最近になって、その仲間に自動車が加わった。いずれの場合も新しくコンピューター装置がつけられたために症状が起こるのだ。患者たちは同じ型式の自動車でもコンピューターがついていないものならば、何の問題もないといっている。

他の病気の場合と同じように、電磁波によって起きる症状には程度の違いが認められる。電磁波に連続的にさらされることによって、抑うつ状態、記憶力の減退、不眠症、けいれん、ひどい異常行動といった症状をともなう深刻な神経的な反応が発生する患者たちがいる。

また、電磁波にさらされたときに軽い症状しか起こさない人もいる。一般的に言って、こうした症状が現れないような場所に行く以外に、こうした患者たちに対する治療はほとんど施されていないというのが現実である。

今のところ、どのような機械が人体に過敏な感受性を与える人工的電磁波を出すのか、詳しくはわかっていない。しかしながら、電磁波が神経システムに直接的な影響を与えることはありうる。さらに、免疫システムに対する影響もありそうである。

たしかに、こうした電磁波過敏症候群の発生率は上昇している。しかし、こうした障害の発生率の上昇が、はたして人工的電磁波を発生する新しい装置が増加しているためなのか、それともそうした装置から発生する電磁波の密度が高くなったためなのか、あるいは人類の電磁波に対する感受性が変化したためなのかは……今のところよくわかっていない。

●新しいタイプの病気〝慢性疲労病〟の正体

疲労の原因は肉体的な緊張や比較的軽いウイルス感染、さらに重症の感染症やガンにいたるまで、実に様々な状態が考えられている。

ところが、一九八二年に、新しいタイプの病気が見つかった。その病気の症状は重い疲労感、ノドの炎症、リンパ節の腫れ、微熱、集中力の欠如、抑うつ状態などである。

この病気が発見されて以来、こうした症状の患者が増えはじめている。やがて医師たちが興味を持ちはじめた。なかには、この病気が新しい疾病ではなく、ある種の気分によって起きているだけであると信じる医師もいた。

病気の原因を突きとめようという試みがなされたが、結局は、この病気が単球性白血病やエプスティンバー・ウイルス感染症（ヘルペスの一種。）ではないことを示すだけだった。

いちばん重篤な例は、この状態が長びいて何年にも及んで衰弱していくのであった。

主な患者の訴えは、深刻な精神的な不安をともなう神経症状だった。最近、米国疾病予防センター（CDC）は、この病気を新しい病気として認定した。そのうえで、この病気の診断基準をつくった。

しかしながら、今までのところどの治療法も効果が認められないようだ。

いっぽう、米国疾病予防センターウイルス部のS・ストラウス博士を中心とする研究者たちは、心理テストと患者の症状との関連について、興味深い発見をした。

怒りや抑うつ状態、さらにその他の気分が改善されると、全体的な臨床症状もよくなったのである。言い方を変えると、ある患者が「気分が良くなった」と信じると同時に、その患者は臨床的にも良好な状態になるというわけである。

●過敏症と疲労病はシリコンバレーで多発

電磁波過敏症候群と慢性疲労病にはいくつか共通の特徴がある。いずれの病気も新しく出現したものである。どれもカゼのような症状とともに突然はじまる。そして、多くの症状のなかでも、とくに中枢神経系に関する症状が非常によく似ている。最も大きな違いは、電磁波に対する敏感さである。しかしながら、主として慢性疲労病と診断され、私のところに相談にきた患者のなかには、テレビやコンピューターなどの装置のそばにいた時に、気分が悪くなったという人たちが多い。あらゆる電磁波から離れ、田舎にいると症状が改善されるという慢性疲労病の患者もいる。最後に、慢性疲労病はコンピューター産業の中心地であるカリフォルニア州のシリコンバレーで広がっていることがわかっている。

サンフランシスコ総合病院の産業医学研究室の室長であるJ・コーン博士は「これらは何か

特別なアレルギーを持つ人々なのではなく、神経系もしくは免疫系に何らかの問題を持っている人たちである」と述べている。一〇〇人以上のシリコンバレー労働者たちが会社に対して、こうした状況の責任を問い告訴状を提出している。

目下のところ証明はされていない。しかし、電磁波過敏症候群と慢性疲労病が異常な電磁波の照射という、基本的には同じ原因である可能性は強い。

二つの病気の違いは電磁波過敏症には電磁波に対する過敏さという原因があるのに対し慢性疲労病ではこの事実が認められなかったり、あるいはあまり証拠がないということである。

しかしいずれの病気にも、中枢神経系と免疫系に関係があるという特徴がある。

もし現在の増加傾向がこれからも続いていくならば、この二つの新しい病気はかなり重大な公衆衛生学的な問題になることだろう。

●エイズウイルスをも生んだ電磁波？

エイズの病原体が、HIV（エイズウイルス）と呼ばれる新しいウイルスであることは明らかである。しかし、その他の病気に対する一般的な抵抗性、行動生活様式といったこともエイズの発病に何らかの役目を果たしていることも否定できないところである。

エイズはまったく突然に出現した新しい病気だ。その起源はまったくわかっていない。

一九八〇年の『タイム』誌には、この「新しい病気」と米国疾病予防センター（CDC）のエイズに対する闘いについて再調査した結果が報道されている。その頃までの謎の病気といえば在郷軍人病（退役軍人の集会参加者に多発したので一時こう呼ばれたが、真相はエアコンから放出されたグラム陰性菌による呼吸器障害。）くらいのものだった。それから二年後にエイズが出現した。その時点では、エイズの原因はわかっていなかったが、エイズの死亡率の高さは、この病気が非常に重大な問題であることを示していた。エイズの急速な広がりと、この病気をコントロールできなかったために、その重要性が誰の眼にも明らかになったのである。

エイズウイルスは、人間や動物にさまざまな白血病を引き起こす他のいくつかのウイルスとよく似た特性がある。このウイルスの特徴は免疫細胞T細胞を攻撃することである。

ハーバード大学公衆衛生学部のジュリー・オーバボウ博士を中心とする研究グループは、白血病や人間のエイズに似た急性免疫不全症候群を起こすことのできるネコの白血病ウイルスの研究に取り組んだ。分子生物学的な手法を用いて、若いネコに、急性免疫不全症候群を引き起こすウイルスの突然変異体を作ることに成功した。博士たちは「突然変異は、最も病原性の弱いウイルスを、強力な病原性をもつ、急性免疫不全を起こすことのできるウイルスに変える」といっている。

現在のエイズウイルスも、このようにもともとは病原性のなかったウイルスやほんの少数の人たちに対してだけ病原性をもっていたウイルスが突然変異を起こした結果の産物である可能性がある。異常な電磁波が遺伝子に突然変異を起こすということがわかっている。だからこのメカニズムが病原性のないウイルスをエイズウイルスに変えてしまったのかも知れない。このことは一見したところ、空想的に思われるかもしれないが、可能性がないとは言いきれない。

●免疫システムを妨害する電磁波

もし、エイズという病気が宿主である人間の状態とは無関係に、単なるエイズウイルスによる感染だけによって起こるとするならば、これはとても異常なことである。

エイズウイルスに感染された人間のもともと持っている免疫システムが、臨床的な症状を発現させる機会を増やす可能性は否定できない。すると、長期的に電磁波に晒《さら》されることによる免疫機能への抑制作用も関係があるのではなかろうか。

最近、ダニエル・ライル博士は、培養中のヒトT細胞を六〇ヘルツの低周波に四八時間晒すことで外来の細胞に対するT細胞の毒性能力が著しく減少することを報告した。ライル博士によると、この実験は免疫システムと電磁波を直接関係づけた初めての実験であった。

この発見からすると六〇ヘルツ電磁波によるT細胞への機能抑制作用と、エイズウイルス感染に対するT細胞感受性の高さの関係については、明らかに因果関係がありそうである。

しかし、エイズの流行に対応すべき役割にある正統派の医者たちは、エイズウイルスに対する対症療法のクスリを見つける機械論的な考えに夢中である。

実際のところ、遺伝的変化を起こしやすいエイズウイルスに対してはもちろん、あらゆるウイルス病に対しても効果的な抗ウイルス剤はない。そして、残念ながら効果のある抗ウイルス剤やワクチンが近いうちに発見される可能性もほとんどないようだ。

今や、エイズを単なるエイズウイルスによる感染症とのみ考えるべきではない。それだけでなく、エイズウイルスに感染しやすい体質やエイズの原因としての役割を演じるかもしれない電磁波について考えるときである。

また、免疫システムの働きを高めるといわれている電磁エネルギー医学の組織的な研究を始めなければならない。エイズに対しては、根本的な治療法どころか、延命的な治療法さえ見つかっていない。このことを考えると、こうした技術を評価し、使用することを排除するいかなる倫理的理由もないと考える。

自閉症、ダウン症、乳児突然死、アルツハイマー……

●小児自閉症と電磁波の奇妙な関係

一九四三年、小児自閉症が初めて見つかった。そのときは、社会的発育に関する先天的な障害であると思われた。そして、小児自閉症は、幼児期から、その後の成長を通しての社会的無関心、周囲に対する異常な反応、著しいコミュニケーション障害といった症状を示すものとされてきた。この病気の発見以来、こうした症状に対する専門的な知識が症例数とともに増えていった。

自閉症の原因については、いくつかの仮説が提唱されている。そうした仮説の中には、統合失調症や行動障害などが含まれていた。しかし、今では、自閉症は統合失調症とは明白に区別されている。そして母親の風疹感染による先天性異常といった中枢神経系の発育障害や知能の遅れと関係があることがわかったのである。

現在ではこの病気は生物学的な障害や胎児の成長中に起こる脳の損傷などといったことが原因となって起きると考えられている。多くの研究が脳の特定部位の病理学的変化を見つけるために行われた。

実際に、小さな変化がいくつか報告されているが、どうも偶発的なもののようである。

一九八〇年、サンディエゴ小児病院研究センター精神神経研究室のE・カーチェイスン博士は一八人の自閉症患者中一四人の脳に特異な病理学的変化を発見したと報告している。

そして、小脳のある特別な部位が正常な子供と比べてとくに小さく、未発達であることがわかったのである。

小脳にみられるこの特異な変化は、自閉症の症状と直接的な関係があると思われる。

一九八〇年のはじめにスウェーデンのジェイトボーグ大学にある神経生物学研究所のハンス・ハンソン博士は、実験動物の新生仔の脳をマイクロ波と電線などから放出される五〇ヘルツ低周波にさらした影響について、研究を行った。

●マイクロ波は神経細胞を激しく損傷

マイクロ波の場合には温度が上昇するレベルまでの、ほんの短い照射でもそのわずか二～四カ月後に、神経細胞の形態に目に見える傷害を引き起こすことを発見した。この神経細胞の傷害は、脳、網膜、視神経、小脳に認められた。また、ハンソン博士は五〇ヘルツ低周波にさらされた場合は、新生児の小脳でも病的な解剖学上の変化が起きていることにも気がついたのである。

最近、ジョージ・ワシントン大学医学センターのアーネスト・アルバート博士も、生後一～六日のときに低出力マイクロ波に晒されたラットの小脳にも、基本的にはハンソン博士が見つけたのと同じ病理学的な変化を発見した。

今のところ、人間の自閉症の子供の小脳にみられる変化が、マイクロ波や低周波による電磁波に晒されることによってできる動物の変化と、まったく同じものであるかということを断定することはできない。しかし、自閉症が一九四〇年代のはじめに発見され、その後に増えていったことは、電気エネルギー使用量の著しい伸びと一致している。

自閉症の子供と実験動物の両者に、脳のある特定の部位に同じ変化があるという事実は、驚くべき偶然の一致であり、これから研究されなければならない重要なテーマである。

自閉症は悲劇的な病気である。患者のたった一～二％のみが、完全に独立した人格として社会的な生活をすることができるだけである。この病気が、異常な電磁波に晒されることによって起きるのかどうか？　その原因を究明することは、きわめて重要なことである。

●X染色体異常およびダウン症

人間の細胞の中に存在している染色体の一つであるX染色体は、文字通りアルファベットの「X」に似た形をしていることから名前がつけられた。

X染色体はY染色体とともに、性染色体とよばれている。

人間の男性と女性は、受精卵の中のX染色体とY染色体の数によって決まる。

二〇年前くらいから、いろいろな精神障害や行動障害、さらにある解剖学的な異常という特徴をもったいくつかの病気が、X染色体の異常と関係があることがわかった。

こうした患者たちのX染色体は、染色体末端の一部分が分離している。このために、この病気はX染色体異常症候群とよばれている。X染色体の欠損は、受精卵の初期の分裂のときに起こる。

染色体がその部分に正しく「糊付《のりづ》け」されないことによって起こるものと思われている。

現在のところ、X染色体異常はアメリカではダウン症候群の次に多い染色体異常である。

ダウン症候群の発生率は、出生一〇〇〇人当たり一人の割合であるが、X染色体異常は、新生児一〇〇〇人から一五〇〇人当たり一人の割合で起こる。不思議なことに、異常なX染色体をもっているすべての人が病気になるわけではない。また、この病気は、母親から子供へ受け継がれるという事実がいくつか証明されている。この病気の複雑さを解明するための研究は、現在も進められている。

小児自閉症の子供にみられる小脳の変化に関するカーチェイスン博士の発表の直後に、ジョンズ・ホプキンス大学ケネディ研究所のアラン・ライス博士は、X染色体異常患者の脳を調べた。ライスは、X染色体異常の患者の小脳の中に、非常によく似た変化を見つけた。

おそらくこの小脳の変化は、何らかの神経学的な異常の一部分であろう。カーチェイスンとライスが発見した解剖学的な異常と、ハンソンとアルバートが見つけた異常な電磁波に晒されることによって動物の体内に発生する異常という同じような二つの異常は、私たちの未来に対して不安な影を投げかけている。

●新生児が産院で晒《さら》される異常電磁波

アメリカの多くの新生児は、病院での看護や未熟児のための集中治療室（ＩＣＵ）の中で、異常な電磁波に晒されている。こうした異常な電磁波はヒーターやハイテクの各種モニターといった広い範囲にわたる電機装置の使用によって生じている。

新生児における黄疸《おうだん》が問題になり、光線療法という治療法が行われる。

光線療法というのは、高周波の電磁波を出す蛍光灯の強烈な白い光線を新生児に照射する治療法である。この治療法は効果的で、新生児黄疸という病気を治すために必要な治療である。

なぜならば、黄疸を起こすビリルビンという物質は、脳細胞にとって非常に強い毒性をもっているからである。その白い光線は、黄疸の原因となっているビリルビンの化学構造に変化を起こさせ、尿から排泄することを可能にする。

この治療について考えられる唯一の副作用は、眼の網膜に障害を与えることである。

そのため乳児はよく治療中に目かくしされている。しかし、こうした治療を受けた新生児は、普通より血液中のカルシウムが少ないことがわかっている。

一九八一年に、ニューヨーク州立大学の同州メディカル・センターのデビット・ハカンソンとウィリアム・バーグストームの二人の医師は、実験動物の新生児に対する光線療法の影響について検討した。光線療法による新生児の血液中カルシウムの少なさは、松果体（大脳半球の間、第三脳室の後部にある小さな球状の内分泌腺。）に対する影響によって起こることを示した。さらに、光線療法がメラトニン（松果体から分泌されるホルモンの一種で生殖腺に抑制的に作用する。光で分泌が増減する。）分泌の抑制を引きおこすことを見つけた。

光線療法は、明らかに脳の中の重要な構造に直接的な影響を与え、実験動物と人間の両者に重要な影響がある可能性を示唆している。

●脳も神経も異常電磁波に極めて過敏

脳細胞と中枢神経系は、異常な電磁波に対して非常に敏感である。

胎児や新生児の神経系の発達は、とくに過敏である。生まれて二～三カ月は、新生児の脳は、

「プラスチック」と呼ばれている。この時期の脳は、急速に変化しながら、新しい神経細胞同士の連結や配置ができあがっていくからである。この時期において脳が異常な電磁波にさらされると、神経細胞の異常なつながりができたり、あるいは元に戻るような解剖学的変化が起きてしまうことがある。

松果体は脳の中でも、地磁気に対して最も敏感な部分である。

松果体が、異常な電磁波にさらされると、正常でない反応をする。松果体は、メラトニン、ドーパミン、セロトニンといった多くの神経ホルモンをつくり出す。そのため、この脳が柔軟である時期に機能が阻害されると、いろいろな急性、もしくは慢性的な、神経学的異常や異常行動の引き金になる可能性がある。これらの影響のいくつかは、はっきりせず、まだ特定されていないものもある。しかし、ウールパウの研究によって示された知能の遅れ、そして予想もできないような乳児の突然死という現象などと関連があるおそれがある。

●乳幼児突然死症候群（SIDS）の悲劇

外見上はまったく健康な子供の突然死は、悲劇的である。

これは長いこと不可解であると思われてきた。私自身がもっている乳幼児突然死症候群の発生率についてのデータには、大きな変化はない。しかし、友人である多くの小児科医たちが、乳幼児突然死症候群による死亡数が増加していると認めている。乳幼児突然死症候群の原因を調べるための研究が多数行われている。しかし、現在までのところ、ほとんど何もわかっていないようである。

ロードアイランド州の医学調査、担当主任であるウィリアム・ストルナー博士は四五人の幼児死亡例のうち、幼児突然死で死亡した一八人と他の原因で死亡した二七人について調べた結果、興味深い事実に気がついた。ストルナーは脳の松果体でつくられる神経ホルモンのメラトニン量を測定したのである。幼児突然死で死亡した幼児と正常な幼児のメラトニン量を比較した結果、乳幼児突然死症候群によって死亡した幼児のメラトニン量が正常な幼児と比較して極端に低いことがわかった。

脳内メラトニン量は、正常の幼児では一ミリリットル当たり五一ピコグラムであるのに対して、幼児突然死の場合には平均一ミリリットル当たり一五ピコグラムと、三分の一以下であった。血中メラトニンでは、正常グループでは平均一ミリリットル当たり三五ピコグラムに対し、幼児突然死の場合は一ミリリットル当たり一一ピコグラムと、やはり三分の一以下だった。幼児突然死で死亡した幼児たちは、通常よりもはるかに低いレベルのホルモンしか持っていなかった。

それは幼児たちが呼吸を停止するまで呼吸機能を抑制するのに必要な量だったのである。

この時点では、乳幼児突然死症候群の幼児における松果体の機能が亢進《こうしん》しているのか、それとも機能が低下しているのかを決定することはほとんど不可能のようである。

しかしながら、松果体の機能と電磁波の関連性について考えると何らかの人工的な異常電磁波による影響が乳幼児突然死症候群の発生と関係があると思えてならない。

イギリス王立外科医学会会員のコーリニア・オリアリー博士は乳幼児突然死症候群と異常電磁波との関連性について研究をしている。最近、博士は八人の幼児の乳幼児突然死症候群による死亡を経験した。すべての乳幼児突然死症候群は週末の数日間に発生し、そのうち四人の子供はたった二時間以内という短時間内に死亡した。

しかも、すべての乳幼児突然死症候群の患者が住んでいた場所は、強力新型レーダー装置のテストが繰り返し行われていたという極秘軍事基地から、半径七マイル以内にあった。

この事実は、明らかに乳幼児突然死症候群と電磁波の間に関連がある可能性を示している。

●アルツハイマーと電磁波照射実験の結果

もしも胎児や新生児の脳細胞が電磁波にさらされることに、とくに敏感であるとするならば、おそらく老化した脳細胞も電磁波に対して敏感であると考えられる。

そして、このことが正しければ、電磁波にさらされることは、高齢者に特有な病気にも何らかの影響を与えているだろう。

アルツハイマーは、老人の脳にみられる動脈硬化症によって起こる痴呆とは明らかに違う病気だ。アルツハイマー患者の脳には、この病気に特有の病理学的な変化が認められる。

四〇歳くらいになったダウン症患者には、アルツハイマーと同じような臨床症状がみられることがある。たとえアルツハイマーによく似た症状でなくても、四〇歳前後のダウン症患者の脳には、必ずアルツハイマーと関係がある病理的変化が見つかるのである。

アルツハイマーは遺伝に関係があり、いくつかの家族にはアルツハイマーの遺伝的な素因が認められている。しかしながら、カリフォルニア大学サンディエゴ校の神経学者であるロバート・カッツマン氏は、「一卵性双生児においてさえ、環境的な要因や代謝がアルツハイマー発病に大きな役割をしているにちがいない」と述べている。

アルツハイマー患者とダウン症候群の患者には、よく似た染色体の異常があるという報告がすでにたくさん出されている。こうした報告がある一方、マサチューセッツ総合病院のピーター・ヒスロップ博士のようにアルツハイマーとダウン症候群の間には何の関係もないと主張している学者もいる。

二つの病気の関係は、目下のところどうやらまだまだ不明のようである。

今後の研究によって、小さな遺伝的な変化がアルツハイマーの原因であることがわかったときには、こうした遺伝子の変化が環境中の電磁波にさらされることによって起きるかどうかが大きな問題になるだろう。

●チンパンジーはアルツハイマーになった！

ジョンズ・ホプキンス大学のサム・コスロフ博士は、最近、チンパンジーを用いてマイクロ波による照射実験を行っている。

環境中の電磁波に関する米国国立環境保護庁（ＥＰＡ）主催の学会で、コスロフ博士はアルツハイマーと電磁波の間に何らかの関係があるという発表を行っている。

一九四〇年代から電磁波の生体に対する影響について研究を続けているコスロフ博士は、チンパンジーを使ってマイクロ波の目に与える影響を調べていた。

くり返し低レベルの、熱を発生しない程度のマイクロ波をチンパンジーに照射して、チンパンジーの目を調べていたまさにそのときだった。

実験中の一匹のチンパンジーがアルツハイマーと同じ症状を示しはじめたのである。

死んだチンパンジーを解剖した結果、間違いなくチンパンジーの脳はアルツハイマーに特有な病理学的変化を示していた。コスロフ博士は、この実験によって得られた電磁波の生物への影響に関するデータを広く明らかにすると主張している。

現在のところ、アルツハイマーは増加の一途をたどっている。

アメリカ国内だけでも二〇〇万人の患者がいると推測されている。ところが、アルツハイマーを引き起こすかも知れない環境科学的な研究は行われていない。そのため今のところアルツハイマー患者の増加は、老人人口の増加としか結びつけて考えられていないようだ。

●三〇年でパーキンソン病が五〇％増

この数十年間、患者が増えている昔からある病気といえば、まず思い浮かべるのがパーキンソン病だろう。全体的な患者数が増えているだけでない。過去三〇年で五〇歳になる前にパーキンソン病になる人が五〇％も増加しているのだ。

ブリティッシュ・コロンビア大学のドナルド・カレン博士は『サイエンス』誌のインタビューに答えて、「パーキンソン病患者が増えつつあることが、いかなる環境リスクとも無関係と言い切るのは困難である」。

カナダの研究者たちの中には、アルツハイマーと同じように、パーキンソンにも家族特性があると考えている人たちがいる。

現在までのところ、パーキンソン病が電磁波と関係があるという研究はない。

しかしながら、何らかの環境要因が中枢神経系に影響を与えることを考えると、パーキンソン病と電磁波の関係を調べる必要があることは言うまでもあるまい。

世界的なガン急増の背景に、電磁波の濫用と被曝

●ガン発生率と電磁波のミステリアスな関係

最近、ガンに対する診断法や治療法が非常に速いスピードで進歩している。

また、ガンの種類も悪性のものは減ってきているという。しかし、そうはいっても、アメリカにおけるガン患者が占める割合は確実に増えているのである。

米国国立ガン研究所（ＮＣＩ）のマーク・グリーン博士の研究グループは、

「悪性の強い皮膚ガンの一種であるメラノーマ（悪性黒色腫）が世界的に急増している。ＮＣＩの調査研究システムの最新のデータでも、一九七三年から一九八〇年の間に、アメリカのメラノーマ患者数が八〇％も増えている」

と報告している。

ハーバード大学医学部トーマス・フィッツパトリック博士も、メラノーマ増加を疫学的に調べ、メラノーマが若い人たちの間にも流行しはじめていると発表している。

メラノーマの原因の一つとして広く知られているのは、日光への過度の露出である。

そのため、フロンが大気中オゾン層を破壊したことによる有害紫外線の増加が、メラノーマ増加の原因であるということがいわれはじめている。たしかにメラノーマ増加と大気中オゾン層の破壊の間には何か関係がありそうに思われる。

しかしながら、メラノーマ増加は大気中オゾンの減少よりも早くから起きている。このことからすると、両者間には直接的な関係はなさそうでもある。

さらに「オゾンホール」の存在は、南極や北極といった地域に限られている。アメリカでは測定できるようなオゾンホールは見つかっていないのである。

メラノーマ増加という、多くの人たちを不安にさせる原因を調べるヒントがカリフォルニアにありそうだ。カリフォルニアのリバモアには、ローレンス・リバモア国立研究所（LLNL）という新型兵器や外国製兵器に関する設計とテストを行っている研究所がある。

●メラノーマ（黒色肉腫）が四～五倍に

一九七七年、カリフォルニア州衛生局がリバモア研究所の従業員を対象としてメラノーマの発生率を調査した。この調査によって、リバモア研究所従業員のメラノーマ患者数が事前の予想数値よりも四～五倍も高いことがわかった。

こうした数値はリバモア研究所の従業員だけに限られていた。研究所の周辺住民たちは、平均的アメリカ人のメラノーマ増加率と同じ値を示していたのである。

リバモア研究所の従業員にみられたメラノーマの異常増加率は、アメリカ全体で起きているメラノーマの増加率よりも、はるかに高い数値であった。

一九八五年、研究のリーダーであるペギー・レイノルズとドナルド・オースチンの二人の医師が結果を報告した。その報告によると同研究所ではメラノーマ発生率が正常よりも高かった。同時に調べられた唾液腺や結腸ガンと脳腫瘍の発生率も上昇はしていた。リバモア研究所におけるこういった悪性腫瘍の発生率は研究所周辺の町の発生率とほとんど同じだった。ただメラノーマ増加だけがリバモア研究所に特有の現象であった。

レイノルズとオースチンは、同研究所メンバーに対してX線などの電離放射線が原因となるような悪性腫瘍が増加していないことを強調した。電離放射線でないとすると、何か他の原因がリバモア研究所の中におけるメラノーマ増加原因とならなければならない。

だが、今のところ誰もその「何か他の原因」を見つけられないのである。

●強力な電磁場に晒されていた！

リバモア研究所の職員たちが電磁波に晒されているという情報はない。にもかかわらず、リバモア研究所の仕事の性質上、電磁波に晒されている可能性が高いことが示された。

たとえば、直流電磁波の被曝《ひばく》の危険性について、リバモア研究所から相談を受けたときに、一日の勤務で一四〇〇ガウスの直流電磁波に晒されている職員がいることがわかった。さらに、安全基準が人間に対しては二〇〇〇ガウスに定められていることを知ったのである。

二〇〇〇ガウスという数字はかなり強い電磁場である。こうした強い電磁場に長時間晒されたときの影響について、何のデータも持ち合わせていない。このような不十分な情報に基づいているのでは「安全基準」に示されている数字そのものもかなり疑わしい。

リバモア研究所における直流電磁波をめぐる状況は、世の中の一般的な電磁波被曝の状況を代表しているかも知れない。

ガン細胞に対する異常電磁波の刺激影響を考慮すると、この研究所でのメラノーマ流行は大変興味深いものとなる。研究所職員たちが働いている職場における現在の電磁波被曝を調べることや、将来的影響について疫学的調査をすることには、消極的すぎるように見える。しかし、残念なことに同研究所で行われている機密の任務《にんむ》は、このような電磁波の人体に対する影響の研究調査の妨げとなることだろう。

米国民二割が重い精神障害、若者自殺二〜四倍増！

●アメリカ人二〇%が重い精神障害者

米国国立精神衛生研究所（ＮＩＭＨ）は一九八〇年から、アメリカにおける精神障害に関する長期プロジェクトをスタートさせた。一九八四年一〇月、同研究所ダルル・エイジャー博士は記者発表を行い、初期の研究結果においてもアメリカ人の約二〇%が精神科医を必要とするほど重い精神障害を持っていると明らかにした。

それだけではない。とくに問題と思われるのは、四五歳未満のほうが四五歳以上よりも二倍も精神障害の発生率が高かったことである。

国立精神衛生研究所による驚くべき警告である。それは、近年、精神障害患者が急速に増加しはじめていることを示している。

統合失調症や躁うつ病といった古典的な病気の患者数は変わらないが、アルコール依存症、自殺、抑うつ病、恐怖症、薬物耽溺《たんでき》といった新しいタイプの精神障害が増えているのである。

●若者の自殺、男性四倍、女性二倍増……

青年期における自殺率の増加も非常に気になる現象である。

一九八六年、医学専門誌として有名な『ニューイングランド医学雑誌』は論説の中で、ハーバード大学医学部レオン・アイゼンバーグ博士の調査を紹介している。同博士の調査によると、一九五〇年から一九七七年までの一八年間に一五～一九歳の若者の自殺件数が、男性で四倍、女性で二倍に急増しているのだ。

さらにアイゼンバーグ博士は、

「無作為に選んだ五年間に生まれたある青年期の集団が、それよりも前の五年間に生まれた集団よりも高い自殺率を示している。よって、青年の自殺率は年々高くなる可能性がある」

とも指摘している。

一五～一九歳という青年期の若者の自殺率増加ははっきりしている。これら世代の若者たちは今後の人生でも自殺率が低くならないことも間違いなさそうである。

アイゼンバーグ博士は、こう結論づける。

「青年期の自殺率増加という問題は、単に短期的な問題ではない。今後、長期にわたる最も重大な健康上の問題となるだろう。そのため、青年期の自殺原因を追究し、対策を考えることは極めて緊急を要する」

過去三〇年から四〇年、ある環境要因が全米の国民の精神的機能に深刻な影響を与えていることが問題視されてきた。その影響が青年期の若者たちの間に最も顕著にみられる。この事実は、その要因が人生の初期段階と深く関わっているのではないかと思われる。

一九八六年、ニューヨーク科学アカデミーが自殺行動に関する科学会議を開いた。その席上、スウェーデンのカロリンスカ研究所のマリー・アースベアック博士は、セロトニンの欠陥による抑うつ症患者は、セロトニンレベルが正常な抑うつ症の患者よりも、統計的にみて明らかに自殺率が高いことを発表した。

臨床的には、二つの違ったタイプの抑うつ症があるようだ。

一つは単純に精神的な要因で起きる抑うつ症である。もう一つは松果体でつくられる精神賦《ふ》活《かっ》物質の生産に影響を与える外的要因によって起きる抑うつ症である。

松果体と電磁波の間に関係があることはわかっている。こうした観点から考えて、外的要因によって起きる抑うつ症の原因調査では、生まれて間もない頃からの電磁波の影響についても検討する必要がありそうだ。

市民が学び、立ち上がり、行動するしか道はない

●私たちはこれからどこに行くのか？

この章で論じてきたことは推論的にすぎると思うかも知れない。

それでも、最近、異常な人工的電磁波が増えて、人間の病気が変化している。その両者間の関係を認める多くのデータがそろいはじめている。

このように、新しい病気が出現し、これまでの病気が不安定な方向に変化している。これらはアメリカにおける最も重要な健康上の問題である。医者と、医学研究する専門家は、こうした問題に対して、今まで以上に効率よい手段で取り組む必要がある。

問題に挑戦するためには、医者をはじめとする多くの専門家たちが、医学に対する基本的な姿勢を変えなければならない。

電磁波エネルギーが人体エネルギーシステムに与える影響について研究する。だから、「エネルギー医学」という新しい概念からスタートする必要がある。「エネルギー医学」という概念は、おそらく新しい科学的パラダイムをもたらすことだろう。

そのためには二つの道が考えられる。

まず第一に、疫学的な研究という道である。そこではこうした病気の原因が環境中の電磁波

による影響と関係があるかどうかについて検討されなくてはならない。

もう一つは、人間の体が持っているエネルギーシステムを利用した治療の可能性を追求する道である。そのエネルギーは人体だけのものでもいいし、あるいは外的な電磁波を利用してもいいだろう。

最近、こうした「エネルギー医学」と従来医学を統合しようという傾向が高まりつつある。もしも、今までのように生命「機械論」だけを信じたうえで、こうした研究を進めるのなら、多くの貴重な時間が失われることになる。

米国国立ガン研究所（NCI）は、最近、電磁波と小児ガンの発生率の関係について、全面的な研究調査を行うことを発表した。

このNCIの発表は、大きな希望を与えてくれそうに聞こえる。

●危機感を持たない研究者と行政機関

ところが、過去二年間にわたって、NCIの中でもトップクラス研究者たちが、公的な場で「電磁波は生物学的には全く影響がなく、電磁波にさらされても絶対に害がない」と証言しているのだ。こうしたことを考えると、NCIの中で本当に偏見のない研究ができるのか疑問を持たざるをえない。

一方でエイズ流行は、犠牲者の増加と、患者の治療にかかる莫大な費用という点から、社会的危機といわれている。しかし、私に言わせると、エイズだけが社会的危機だというのは視野が狭すぎる。多くのガンもその発生率が高くなり、しかも悪性のガンが増えている。

先天性異常をもった子供も増えている。さらに四五歳以下の人たちの間に深刻な精神障害が急激に増加しつつある。さらに退行性の神経障害をもった人が若年層と老年層の間で増えている。

現代医学はこうした病気に対して、有効な治療法をまったく持ち合わせていない。この事実を考えると、エイズはこうした問題の氷山の一角にすぎないだろう。

このような傾向が進むなら人間社会の制度や文化に、どのような影響が現れるのだろうか？

人類は、今、大きな危機に直面している。

しかし、こうした事態に対して対応責任がある行政機関が、まるで危機感をもっていない。

このことは、ますます危機を増大させることになる。

●一人一人が危機にめざめる時だ

国民の一人一人が、この問題の解決に当たらなくてはならない。

こうした危機的な状況についてきちんと学んだうえで、行政に訴えなければならない。さもなければ、事態はますます深刻になり、救済が不可能になってしまう。それまで、何も行われないことになってしまうことだろう。

電磁波問題を環境問題としてとらえるだけでなく、一人一人の人間として、自分自身の健康と安全に対する責任があることを自覚すべきだ。

自分自身の健康と安全を守るという責任を他人に転嫁することはできないのである。

第Ⅱ章

自然界の電磁波、その恵みと脅威

「宇宙」は、電気と磁気に満たされている

●目に見えぬ不可思議な力が満ちる

先史時代、世界中のあらゆる人々はこう考えていた。

身の回りに自分たちの生命を支配する不可思議な力が満ち満ちていると……。

いま私たちは、これらの迷信を一笑に付してしまう。

なぜなら、われわれはそんな力は存在しないことを知識で〝知っている〟からだ。

だが、その知識は十分だろうか？

過去、五〇〇年以上もの間、科学者たちは矢継ぎ早に私たちに、自らの生活を運命とを支配する力を与えてくれた。しかしながら、今や、研究者たちはこう告げているのだ。

この複雑に入りくんだ、われわれの生きている環境は、なんと巨大な目に見えぬ力に満たされている——。電磁波の力——それが、生物に影響を与えているのだ。

この事実は、まだ知られてから、ほんの三〇年ほどにしかならない。

ちょうど人類が宇宙空間に飛び立ち、探査を行ったり、さまざまな実験を行う可能性を追求する過程で、この電磁波の問題にも光が当てられるようになってきたのである。

この章では、これら見えざる力の複雑な仕組みを明らかにしていこう。この力が、生命の始

（図１）

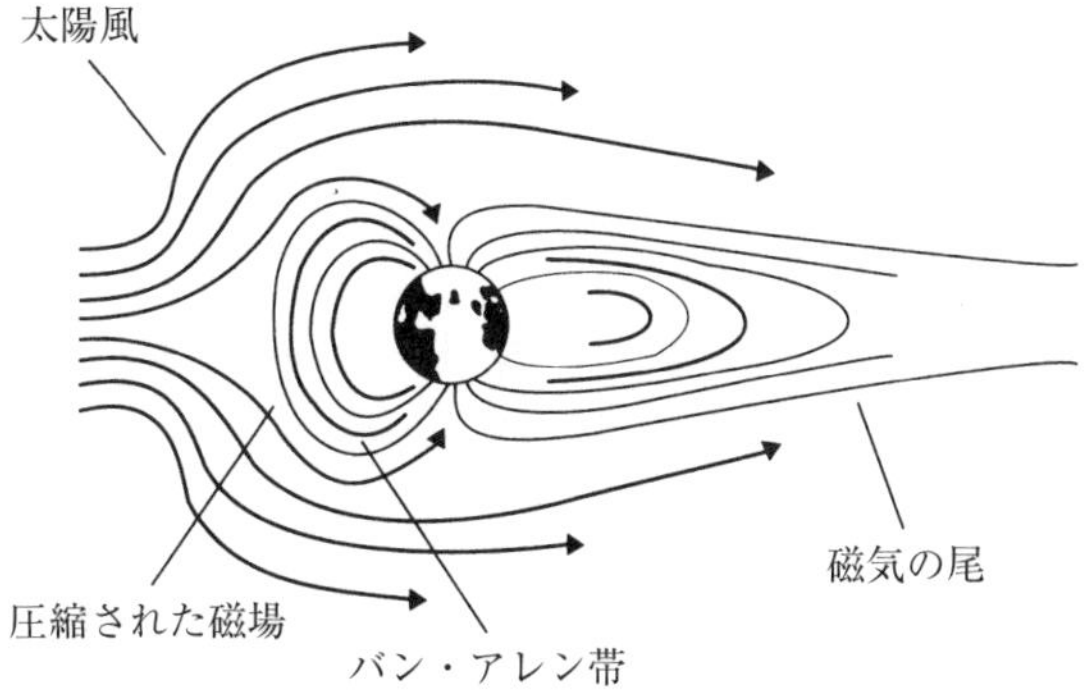

“地球磁気圏”は、地球を取り巻く複雑な形の磁場である。これは地球の磁場と“太陽風”との相互作用で形作られる。太陽に向いた方角の地球磁場の磁力線は圧縮され、反対側は長い“尾”のように引き延ばされる。

源と、その進化にどれほど重要な役割を果たしてきたかを、お見せしよう。さらに、この力がどのように私たちの日々の生活を、健康や幸福を含めて支配しているかを――。

●生命を守ってきた地球の地磁気圏

地球の地殻下何マイルも奥には溶けた鉄が存在する。このコア（核）は自転しながらN極とS極を持つ双極磁場を生み出している。これは、棒磁石に非常に似ている。しかし、太陽からのエネルギーが、この単純な形状の磁場を歪曲させ、揺さぶっている。そして〝地球磁気圏〟（図1参照）と呼ばれるユニークな形状に変えていく。

太陽は常に〝太陽風〟を送り続けている。これは高エネルギー荷電粒子（イオン）等によって構成される。これらの粒子は、宇宙空間を驚異的なスピードで飛んできて、地球を取り巻く電磁場に衝突する。そのため地球の電磁場は太陽風の圧力とエネルギーに均衡するまで、歪曲する。これら二つの力が相互作用する空間を、「弧状衝撃域」（バウ・ショック・リージョン）と呼ぶ。一方、太陽と反対側の磁場は長く外縁に延ばされる。この〝磁気の尾〟は、地球からはるか遠くの宇宙空間に向かって延びていく。

いわゆるバン・アレン帯（地球を囲む強い放射線帯。宇宙船内の生物やICなどに影響を及ぼす。一九五七～五八年の地球観測年にアメリカのバン・アレン博士が発見した。）は、この力の拮抗する電磁場の二つの区域を指す。ここでは、高エネルギー粒子などは一部とらえられてしまう。これら粒子は絶え間なく南北両端を繋《つな》ぐ磁界の〝管〟の間をらせん運動している（57頁図2）。粒子はこの中に捕まってしまい、交互に跳ね返っている。

太陽風の粒子に加えて、太陽はたとえばX線のような有害な電離放射線と、その他の高エネルギー放射線を大量に放射している。地球を覆う〝地球磁気圏〟は、これら放射線を吸収したり、脇にそらしたりして地球を守ってくれているのだ。

この防御がなければ、磁気圏の外の環境で、生命が長く生きえないのと同様、生命は地上にも存在しえない。従って、この境界の外側での宇宙旅行は、短期間でなければならない。

さらに、太陽の活動周期の穏やかな時期を選んで行われなければならない。

もしも、宇宙飛行士が地球磁気圏の外側で太陽風の嵐に遭遇するようなことがあれば、彼の生命はひとたまりもない。まさに地球磁気圏のおかげで、われわれ人類は、強大な力と悪意に満ちた暗黒の宇宙空間にぽっかりと浮かぶ、この〝小さな島〟の上で、守られて生きているの

（図２）

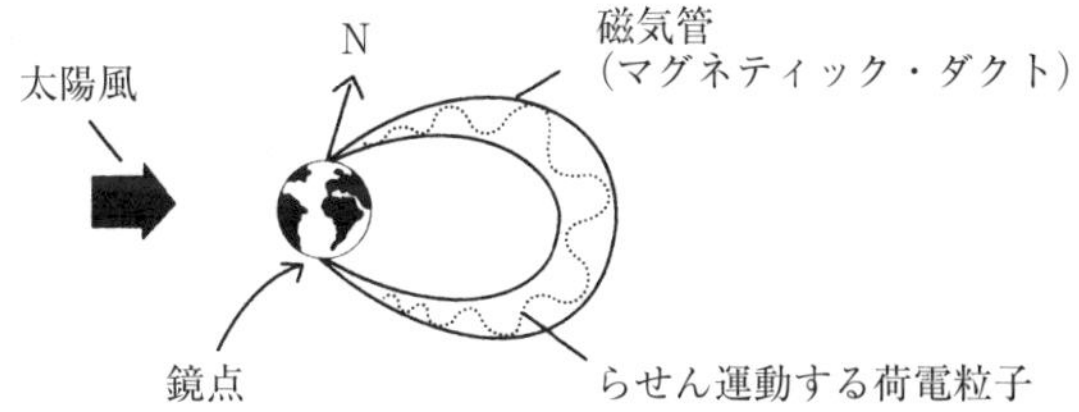

磁気管（マグネティック・ダクト）は、宇宙空間に拡がった磁場に隣接する磁力線によって形作られる。中間が膨らんで、伸び切ったあと、弧を描いて地球の対極点に戻っている。南北極点を磁力線が相互に結び付けているのだ。そこでミラー・ポイント（鏡点）が形成される。荷電粒子や電磁信号はこの管の中にとらわれてしまう。そして、この両極のミラー・ポイントの間を交互に跳ねて行き来するのだ。この構造が、太陽から降り注ぐ全面的な放射線の脅威から地表を保護している。もしもこの保護層がなければ、地上の生物は絶滅する。

だ。

●電磁場強度と生命のリズム

地球は、昼夜の周期でこの複雑な電磁場の中で回転している。地球磁気圏そのものが回転して変化するわけではない。それ自身は宇宙空間に定まった形で一定している。

一方は常に太陽に向かっている。このため、自転している地球の表面は、いかなる地点も常に一定の磁場の変化にさらされる。

一日周期の、この電磁場強度の上下動こそ、生物学的リズムの源となっている。

この太陽風エネルギーと、地球の電磁場エネルギーとの相互作用は膨大な電流を発生させる。それは数十億ワットにも上る壮大な電流である。それはまた電離放射線や多彩な電磁波を発生させている。

たとえば超低周波（ＥＬＦ）である。

これらはゼロから一〇〇ヘルツという周波数だ。さらに一〇〇～一〇〇〇ヘルツという低周波（ＶＬＦ）も同様に発生させている。これは活動が休止期にある太陽からの安定した太陽風の流れによるおとなしい電磁場である。

●太陽風と磁気嵐とオーロラ（極光）

太陽活動は一定ではない。というより、ある活動周期が見られる。それは一一年ごとの太陽黒点の周期と重なる。

そのサイクルでエネルギー放出の増加と減少が繰り返されるのだ。活動期の太陽からの太陽嵐（ソーラーストーム）はよく知られている。これらは、太陽表面の巨大なエネルギーの噴出（太陽炎・ソーラーフレア）の結果引き起こされる磁気嵐とは異なる。

太陽炎（フレア）は、太陽風の中に特定の高エネルギー粒子などを増加させる。Ｘ線の生成や、陽子流、ラジオ波なども増大する。これらは地球磁気圏に激突して巨大な磁場の乱れを引き起こす。

これが磁気嵐と呼ばれる現象である。

磁気嵐の間、地磁気の強度も荒々しく変化する。

そして磁気強度が大きく上昇すると、地上の磁気障害は、非常に激しく、しばしば送電線や電話線に強い電流を発生させ、これらの装置を故障させることすらありうる。

同じことが、電離層にも起こりラジオやテレビの電波障害の大きな原因になっている。

われわれの多くは、北極光、あるいはオーロラを見上げて、その美しさに見とれ、幸運に心をときめかせる。めくるめく光の帯、そして上空にゆらめく鮮やかな色彩の光のカーテン。これらを演出しているのが太陽嵐である。

太陽風からの高エネルギー粒子は、極地の磁場の覆いに衝突、さらに通過して大気圏上層部にまで進入する。そして、さまざまな大気の分子と反応して光の綾を生み出すのだ。

●磁気嵐は人間の精神にも大きく影響

もしも、一日の磁場変動の最も穏やかなとき、その静磁場（時間により変化しない定常的な磁場のこと。波動しないので電磁波ではない。）ですら生物に感知される。ならば、激しい磁気嵐などは、生き物に劇的な生物学的影響を与えて当然だ。はるか以前から多くの科学者たちは、このような磁気嵐と人間や動物の行動の乱れとのあいだに「なにか関係がある」と主張してきた。

しかし、これらの考えは、たいてい「ナンセンス」の一言で無視されてきたものだ。どのような相互作用が発生しているか物理学的に説明がつかなかったからである。

一九六〇年代の初め、地球磁気圏の複雑な仕組みが解明されるようになってきた。

一九五七～五八年の国際地球観測年の期間中に行われた世界的研究の成果が、まず先鞭《せんべん》をつけた。私は、そのときボランティアでオーロラ観測員を引き受けたものだ。

そして、磁場の測定値とオーロラへの影響に関する新しいデータを入手したのである。一九六二年まで、私は研究室で調査に没頭した。そして、はっきり地磁気と人体生物学、とりわけ生物の行動領域においては、実際になんらかの関連があるという確信を持つにいたった。

一九六三年、ハワード・フリードマン博士と私はつぎのような研究報告を行った。すなわち「精神科病院への通院患者数は、大きな磁気嵐が起こった週には、必ず著しく増加している」という事実である。

後に、われわれは、精神疾患患者の日々の行動を、地磁気の比較的小さな変化と関連づけることに成功した。

このことは、つぎのような可能性を投げ掛ける。つまり人間行動と磁場との関連性は単に精神病患者にとどまらないであろう。このさらなる関連性については、後の章で議論する。

一方、地球磁気圏の複雑な構造についての研究も続けられていた。

先に私が示した図（55頁）は、まだ複雑に見えるかもしれない。しかし、これでも全体像を相当シンプルに図示したつもりだ。この像にも、いまだに新しい構造が発見されつつある。

地球磁気圏をさらに広げ、物理学者たちは宇宙全体にまで、観察の望遠鏡を延ばしてきた。そして、目も眩《くら》むほど壮大なる電磁場や電気の流れが宇宙には存在することが確認されている。これらは、相互に複雑で想像を超えた作用をおよぼし合っているのである。

ハンス・オールベイン博士の研究によって、「そもそも宇宙の生成とは、〝ビッグバン説〟よりもむしろこのような電磁場と電流との相互作用の結果である」という理論が唱えられ、認められつつある。

この理論は、根源的な重要性をはらんでいる。そして、この理論がわれわれをどこに導いていこうとしているのか、いまこの時点では、いかなる者も語りえない。

●SN磁極反転による生物種の大絶滅

地球の地磁気は過去に、幾度もN極とS極が入れ替わっている。

しかし、人類はこのような〝磁極反転〟の激変を一度も体験していない。

だが、他の生物種は、その結果、恐ろしい結末を辿《たど》ったのである。

それを人類が学んだのは一編の科学探偵小説のような胸ときめく経験によってである。

海中の微細な塵《ちり》は風や川に運ばれて最終的に海に流入してきたものだ。

そして、ゆっくりと海底に堆積していく。こうして、異なった地層が形成されていく。あたかも時間が〝レア（多層）ケーキ〟のように積み重ねられていくのだ。

このレアケーキこそ、年代学者にとって貴重な記録である。

彼らは、海底に深々と中空パイプを差し込み沈殿物層をちょうど円筒状にくりぬいてみる。

これらの地層に含まれる塵や細片の多くは磁鉱石（マグネタイト）である。

そして、それぞれミクロの磁気を持っている。これらの微細な〃磁石〃片は、静かに海中を沈んでいくうちに、まるでコンパス（羅針盤）の針のような動きを始める。

ゆっくりと、すべてが磁極の北極点方向を指し示す。

海底から採集した地層の各層に見られる、この磁鉱石の塵が整然として指し示す方角。これを測定することで、当時の地球磁場の方向が判定できる。

それこそ、微細な塵が海中に沈殿していった時代の地球の北極点の方角なのである。

科学者たちは、この〃レアケーキ〃の綿密な測定を行った。そして、驚嘆すべき事実が明らかになった。地球は、太古の昔、しばしば南北磁場の反転を行っていたのだ！

このような反転はゆっくりと進んだ。

それぞれ、新しい磁極の方角が確立するまで少なくとも一万年の年月はかかっている。

（それらが種の大絶滅を引き起こした。訳者）

●沈殿層中の放散虫の絶滅と進化の謎

同じ海底沈殿物から採集した〃円筒〃には、海中微生物、放散虫の膨大な量の死骸が確認される。放散虫は単細胞動物で、堅い殻に守られている。この殻は複雑な構造をしている。それぞれの種で、また形が異なる。これらの微生物が死んだとき、この抜け殻は海中に沈んでいく。

そして、堆積し、その時代の海底の沈殿物となっていく。

海底の地層ごとに異なる放散虫の種の変化――そこから、はるか昔の時代の変化を読みとっていく方法は年代学の一つの手法として確立している。

調査結果は、刻々時代の変化とともに、これらの小さな生き物たちは幾度も大きな種の絶滅の危機にさらされていたことが明らかとなった。放散虫の種の〝死に絶えた〟時代はよく知られている他の動物種、たとえば恐竜などの絶滅の時とも重なっている。

放散虫の絶滅の過程を見ると、最も形態的に進化している種が、最も大きな影響を受けている。そして、絶滅の後、まったく新しいタイプの放散虫が登場し、そして盛んに繁殖し数多くのより進化した近似種を生み出しているのである。

この発見は、われわれの進化についての考えに反するように見える。

進化とは安定して、（系統樹を）上に昇っていくものであったはずだ。単純な形態から、より複雑な形態へ、次第に発達していく。それが、進化ではなかったか？

●ダーウィン進化論を否定する〝断絶〟

一九六七年、ニューヨーク自然博物館のホーマー・ニューアル博士は数多くの動物種の個体数記録を克明に調査してみた。

そして彼は、過去に幾度か様々な種の「絶滅期」が存在することを発見した。

たとえば、「絶滅」はデボン紀（古生代中期。四・一億〜三・六億年前。サンゴやアンモナイトの時代。）の末期に起こっている。

同様にペルム紀（二畳紀。古生代後期。二・八億〜二・四億年前）、三畳紀、そして白亜紀（一・四億〜六四〇〇年前。恐竜が絶滅。）などの地質学的年代の末期にも起こっている。そして恐竜が絶滅したのは、その一番最後の「絶滅期」であった。

まさに、生命にとっての周期的危機……。これらの記述は、次第に「ゆるやかな進化」というダーウィン進化論にもとづく古い概念の見直しを迫ってくる。

代わりに登場してきたのが〝断絶平衡〟と呼ばれる「新しい進化論」である。

この理論によれば、各々の絶滅期は、新しい進化の方向の変化を示している。あるいは進化の変化を生み出している。古い種がきれいに一掃されたのち、新しい生物種が登場してくる。

そして、この動物たちは、また、ゆるやかに進化の過程を辿り始めるのだ。

では、過去、種の絶滅を引き起こしてきたそもそもの原因は、何だったのだろうか。

●磁気反転で有害太陽風と放射線が襲う

海底の堆積物の研究は執拗《しつよう》に続けられた。そして、じつに不思議な関連性がわかってきた。

すなわち、種の絶滅は、地球のN極とS極の磁極反転の直後に起こっているのだ（図3参照）。

それどころか、非常に長い間、磁気の安定期が続き、その直後に反転が起こる。すると、種の絶滅はより激しいものになることがわかった。

つまり、地球上の生物は地磁気の平穏な時代が長く続くほど、その静かな磁場環境に適応してしまう。そして磁気変化のない〝平和な時代〟が、長く続くほど、次の磁極の〝反転の悲

（図３）

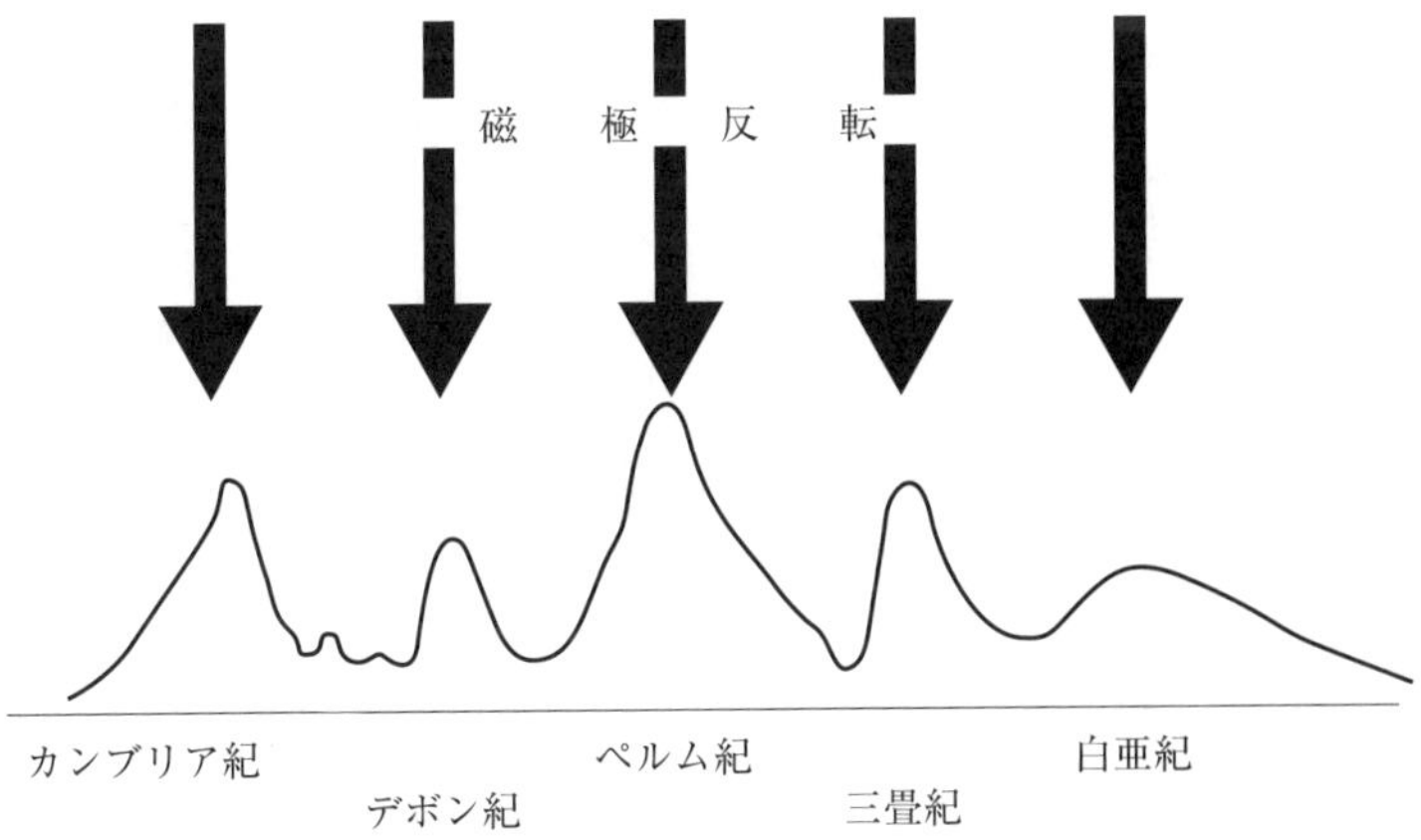

動物の総数は地質学上の時代を代表する。時間軸は本来直線ではない。各時代間もこのように一様ではない。グラフの曲線の昇りは新種の動物の数、そして、下りはそれが絶滅し始めたことを示す。

水平軸上の地質学上の名称は、各時代の終焉期を示す。カンブリア紀を除いて、他の時代は、すべてニューエル・カーネギーメロン大学教授が「主要な種の絶滅期」と定義づけた時期である。たとえば、白亜紀には恐竜が出現したが、グラフの頂点は恐竜の絶滅の開始、そしてグラフの右裾は、恐竜の絶滅を表している。

確認された時代の磁極反転こそ、最も主要な生物絶滅の引き金であった。これら磁極の反転の証拠は、海底から掘り出された地層サンプルの20%以上で確認されている。

ペルム紀での磁極反転に注目されたい。この時代は磁極反転の起こらない安定した期間が非常に長く続いた。しかし、その後の磁極反転による生物の死滅は、例をみないほど激しいものとなった。

（サンダーの研究より）

劇〟は、より衝撃的な結果をもたらす。

研究者たちは、首をひねった。

どうしてたんなる磁極の変化が、生物に影響を与えるのか？　とりわけ、数万年に一度起こる磁極反転が、種の絶滅まで引き起こしたとはどういうわけだろう？

最初、彼らは磁極が変わる間の期間は、地球磁場はゼロになるのではないか、と考えた。すると、地球を保護してくれていた〝磁気圏〟も、崩壊してしまう。

その結果、地球の表面は剝《む》きだしとなる。太陽風と電離放射線が猛然と降り注ぐ。太陽からの放射線にもろに、さらされたなら、すべての生物は死滅して当然だ。

しかし、その後の研究で、磁場はゼロにはならないということがわかった。単に、半分くらいの強度に低下するだけだった。その後、また磁場はもとの強さにまで回復した。

もしも、磁極反転が直接、種の絶滅の引き金になっているのなら、なにか違うメカニズムが働いたにちがいない。

●地球磁場の周波数変動が生存能力を奪う

一九七一年、この問題について、小さな会議がもたれた。

場所はコロンビア大学付属のラーモント地球天文台。会議はジェームス・ヘイズ博士の種の絶滅に関する研究に沿って開かれた。

磁極反転と絶滅についてデータを集めた後、ヘイズ博士は確認されている放散虫の八回の絶滅のうち六回は磁極反転と同時に起こっていることを発見している。偶然にしてははるかに高い確率だ。当然、そこにはなんらかの関連があるはずである。

この会議もつぎのような結論に到達した。つまり、あらゆる動物の種の絶滅と磁極の反転との間に「明らかに、なんらかの繋がりが存在する」。

一方、この当時、種の絶滅は彗星か隕石の地球への激突が引き金になった――という説が大変な人気を集めていた。しかしながら「地球磁場の反転と種の絶滅は関係がある」とは、なんと興味をそそる学説であろう。むろん、磁極反転それ自体、なんらかの物体の地球表面への激突で起こったとみることも可能ではある。しかし、この発想では激突からどうして磁極反転が引き起こされたかを、説明しなければならない。それはあまりに不可解すぎる。

一方で、磁極反転そのものが、種の絶滅を引き起こした有力な原因である、とみなすとこれは実に理路整然としていて、つじつまが合う。

ラーモント会議で、私は次の仮説を提起した。磁極反転は、超低周波（ＥＬＦ）帯の電磁波の大きな変動をともなったはずである。これらの周波数変動は、まず動物たちの行動変化をもたらした。結果として、より進化した種の生存能力を弱めてしまった。

つい最近、オークランド大学のエイブラハム・リボフ博士は、このような周波数の変化は、「欠陥のある子孫が生み出されて動物の繁殖に影響を与える」と主張している。

●磁場の変化が「進化」をうながす

いま現在、これらの仮説が正しいだろう、とする証拠が増えつつある。

その証拠からみると「彗星衝突説」はつぎの点で不利だ。つまり種の絶滅をもたらした影響は選択的である点だ。より進化した、あるいは、最も感受性の強い種が滅びているのである。つまり、動物のみが滅びたといってもまちがいないだろう。

「彗星説」に立てば、植物をふくめすべての生物が等しく影響を受けたことになる。

しかし化石を発掘調査してみると、当時の植物はほとんど影響を免れていることがわかる。

現在、異常な電磁波の生物への影響の研究は、このような太古にみられた長期間にわたる地磁気、すなわち地表微弱超低周波（マイクロパルセーション）のスペクトル変動が、生物の絶滅に大きな影響をおよぼすことがわかっている。そのメカニズムがどうであろうと、「進化」とは、たんに不規則な事象の結果だけにとどまらない。

ある重要な部分は、地球の地磁気の変化によって引き起こされているのだ。

現在、われわれはエネルギー源として、コミュニケーション手段として電磁エネルギーを乱用している。その異常な電磁波も当然われわれをふくめた生物の〝進化〟に影響を与えていることは、言うまでもない。

●凄まじい磁場変動を生み出す現代人

さて、「それなら、次の磁極反転はいつ、やって来るのだろう?」と思われるにちがいない。

また「そのとき人類はどんな影響をうけるのか」心配になってきたはずだ。

しかし、われわれ人類の歴史などは、地質年代からみればまさにまばたきの瞬間だ。

人類は、文明を拡大させ、発達させてきた。さらに科学的な知識を獲得してきた。

しかし、それもたかだか過去二万五〇〇〇年ほどの間のできごとにすぎない。この期間は、いうなれば磁極変動という大きな地質学的悪影響を免れえた、じつにユニークで幸運な時期なのである。

この恵まれた状態が、ずっと続くと思ってはいけない。

われわれは、磁極反転の初期の段階にいるのである。

地磁気の平均強度は、過去数十年の間に次第に弱まりつつある。

地表微弱超低周波の周波数は定期的に観測、評価されてはいない。

しかし、いまのところ大きな変化は起こっていないようだ。

一一年ごとの太陽の活動周期はいまピークにさしかかりつつある。そして、あらゆる観測報告は、この周期がかつて観測されたいかなる数値より、より強く、かく乱的になっていることを訴えている。

まあ、この問題は、あまりに学問的すぎるかもしれない。

しかし、このことに気づいていただきたい。

われわれ人類は、地球規模の膨大な電磁エネルギーの利用によって気が付かないうちに、過去の最も大きな磁極反転と同じだけの、磁場変動を引き起こしているかもしれないのだ。

自然界の磁極反転が起こるには何千年もの時の流れが必要である。この磁極の反転が生物に与える影響。それは、地磁気の微弱超低周波の周波数スペクトル変動によるもののようだ。

ところが、われわれは、たかだか過去五〇年の間に、それをはるかに越える超低周波の変動を生み出してきた。この〝変化〟が現代人の健康に与えている影響は、はっきりしている。

●地磁気の磁場と生命の起源をたどる

まだ、誰一人として実験室で生命を作り出してはいない。

従って生命の起源は、「生物は生物からのみ発生する」という生物発生説からみればまさに推測のみのテーマである。生命の起源について、多くの学説がある。これらすべての説が、最初の生命誕生の段階で「なんらかのエネルギーが必要である」と唱えている。

光のエネルギーか？　地熱によるものか？　あるいは太陽光――。

これらは、その役割に最も適したエネルギー源といえるだろう。

しかし、もしも生命が最初に出現した前カンブリア紀の地球磁場の役割に着目したなら、もうひとつの非常に興味深い理論が展開できるはずだ。

現在、われわれが知りえているその当時の大気組成、磁場状態を考察して、ルイジアナ州立大学のフランク・E・コール教授と、アーバン大学のアーネスト・R・グラーフ教授はつぎのような学説を主張している。

地磁気、すなわち地表微弱超低周波は、かつては〝ミクロ〟ではなかったかもしれない。逆に非常に大きな力を秘めていたのではないか。

毎秒一〇ヘルツという超低周波は、とりわけ強い力を持っていた。

おそらく、それは同じ周波数で大電流を誘導したり、雷光を発するのに十分なほどであろう。

そこでコールとグラーフ両教授は、次のように言う。すなわち、このエネルギーこそ、生命発生のエネルギー源である。このエネルギーが原始有機分子を一堂に集め合成するのに使われた。たとえばたんぱく質がその典型だ。

だから、このような化学物質の構造体は超低周波（約一〇ヘルツ）の周波数に共振するのだ。

こうして、その後発達したすべての生き物は、皆、この低周波数域に感受性を示すのである。

この説は、現在でも電気に感受性の強い水棲動物の実際にあてはまるようだ。たとえばサメ、ナマズ、電気ウナギ、そして、奇妙な哺乳類であるカモノハシなどが強い感受性を示す。

●〝手の命題〟を解く磁場の奇跡とは？

しかし、この説にも弱点がある。生物発生学の研究者たちが直面している最も大きな難題には答えていない。すべての複雑な有機化合物は、「鏡像異性」（ミラー・イメージ）構造（対象要素をもたない構造の分子には、互いにちょうど鏡に映ったような構造の一対の異性体が存在する。）を持っている。

ちょうど、右手がその一つとしたら、左手も、もう一つ存在するようなものである。

アミノ酸や糖はたんぱく質を合成する。

さらに、その他、ＤＮＡのような重要な生化学物質をも作っていく。

しかし、生命体の中に存在するこれらアミノ酸や糖は、皆〝一つの型（タイプ）〟である。

われわれはアミノ酸や糖を試験管の中で、単純な化学物質から合成することはできる。

しかし、われわれが作るとどうしても〝右手型〟と〝左手型〟の二つが半々の混合型で出来てしまう。これに対して、生物がその体内でアミノ酸や糖を、体の一部分として合成するときには、右手型なら右手型、左手型なら左手型という〝単一型〟しか作られない。

これは、非常に重要だ。なぜなら、われわれが生物が作るそれのようにたんぱく質やＤＮＡがきちんと働くように合成しようとしたら、必ず〝右手型〟あるいは〝左手型〟どちらか一つのタイプの単一型の分子のみで作らなければならないからだ。

生物は、どのようにしてこんなトリックを行っているのだろうか？

この仕組みは、まだ解明されていない。ギリシア語で、片手のことは「カイロ」である。

だから、それにかけて、これは「手の命題（カイラリティ・プロブレム）」と呼ばれる。

最近、ブレーメン大学のＷ・ティーマンとＵ・ジャーザック博士が次のような報告を行っている。磁気的手法を用いて、彼らはすべて〝右手型〟（あるいは〝左手型〟）のいくつかの生化学物質の合成に成功したというのである。

先カンブリア紀の生命の誕生に視点を移してみよう。

この時代の地球の特殊な磁場こそ、単純な化学物質から〝右手型〟（あるいは〝左手型〟）の最初の生化学物質の分子を生み出した可能性があるのだ。

そして、これらの〝単一型〟生化学物質が、生命の誕生を可能にしていったのであろう。

●人類が創《つく》ったもう一つの危機〝電磁波〟

宇宙には人間の営みを支配する力が存在する——古代の人々の考えには現実的な根拠がある。

神々や精霊の代わりに、現代科学は電磁波を登場させた。

しかし、そのもたらす結果は、驚くほどに酷似している。

自然界の電磁波は、複雑な構造をしている。なぜなら、地球磁場と太陽からの放射エネルギーとが相互に作用しているからである。この磁場は膨大なエネルギーを蓄積している。そして、長い周期で強度の変化を繰り返している。また同様に、毎日のリズムでも変動している。

さらに、太陽面にエネルギー的異変が起こると、そこから発生した大きな〝太陽嵐〟の突風の影響も受ける。また、地質学時代には、この地球の磁場は奇妙な磁極の反転を、幾度も見せている。

これらすべてのエネルギー的な変化は、非常に重要な生物学的影響をもたらした。

磁気嵐は、人間の脳の機能に直接的に影響を与えているようだ。

地質学的時代における地磁気の反転は、生物進化の過程に拍車をかけたことだろう。

先カンブリア紀の古代地磁気の磁場は、生命発生にひとつの役割を果たしたのであろう。

これまで見てきたように、地球磁場は太陽エネルギーの攻撃という危機から、地球を覆い守ってくれる保護層でもある。

これなしでは、生命は存在できない。

しかし、今日、人類は電磁エネルギーを起こす方法と、それを操作する知恵を身につけた。

つまり、われわれは、この保護層の下に、かつて存在していなかったもう一つの〝危機〟を生み出してしまったのだ。

第Ⅲ章

未来に向け、新たなる科学の革新

●生物は地球磁場から〝情報〟を受け取る

この一〇年ほどの間に、重大な発見があった。生物は地球の自然磁場から情報を受け取り、そして知覚している。その事実が判明してきたのである。

一九六〇年代の初頭、すでに私はそれを仮説として提起していた。そして、次のように説明した。そこに内包されるメカニズムは、地磁気と生物体内の直流（DC）電流との相互作用である。しかし、この仮説は半分だけ正しかったようだ。

相互作用のメカニズムは、より複雑で、かつ洗練されたものだった。その内なる解剖学的な現実構造は、その相互作用という目的のために〝設計〟されていたのである。

六〇年代初頭、私がこれらの原理を発見したころでも、すでに、物理現象としてはどのような電気的流れもその周囲に磁場（たとえば電線に直流電流を流すとその周囲に同心円状の磁場ができる。その向きは、右ネジを進めるときのネジを回す方向と同じ。）を生じるということは知られていた。

そして、磁場に変化やパルス（波動）などの動きなどを与えると、それは磁場の中に置かれた伝導体に電流を生じる（いわゆる電磁誘導。たとえば電線を巻いたコイルに棒磁石を出し入れすると、コイルに誘導電流が流れる。）ことも、よく知られた現象であった。

最もシンプルな形は、永久磁石から外に延びる磁場（磁界）である。これは磁石の力（磁力）でもある。棒磁石の周囲に延びる磁力線の絵は、誰にでもおなじみだろう。

磁場は、動いている電流によって生み出される。棒磁石の磁場は、棒磁石自体の素材である鉄の原子核の周囲を回る電子の自転（スピン）の電流によって発生している。

〝磁石〟であるためには、これらの原子は同じ方向に整然と並ばなくてはならない。こうして個々の磁場は、一体になって一つの大きな磁場を生み出す。

磁石が固い床に落ちたとしよう。すると磁場は破壊される。なぜなら、原子たちが、〝揺さぶられる〟からである。これら原子たちの向きが変わり、バラバラになってしまうからだ。

●「電流」と「磁場」の不思議な関係

ある電流が電線を流れている。このとき、電子の動きは同様の磁場を空間に発生させている。

しかし、この場合、磁場はグルリと電線を取り巻いた形態になる。

この電流が、直流（DC）ならば、その磁場は安定している。ちょうど、永久磁石の磁場と似ている。磁場の強度は、電線内の電流の量によって左右される。

より多くの電気が流れれば、より強い磁場が発生する。

非常に巨大な直流の〝電磁石〟は、重い金属の物質を持ち上げるために実用化されている。

すべての磁場には、方向性、つまりベクトルがある。棒磁石にN（北）極とS（南）極があることは、よく知られている。これらの名称は、はるか昔に命名されたものだ。

つまり、各々、異なった極が引っ張りあい、同じ極は反発しあうという事実に由来する。

こうして棒磁石の極で、地球の北極を指すものを〝北〟極と呼んだのである。これら〝北〟あるいは〝南〟という言葉は、特別な意味があるわけではない。ただ、磁場には、強度と同様に方向性があることを示したにすぎない。

●電磁波とは電気と磁気のエネルギー波動

さて、もし、電線を流れる電流が、波動したらどうなるであろう。磁場も同じ波動を示すことになる。

この場合、われわれは、その磁場波動を、比率や、変動数、周波数（たとえば一秒間に一回とか、一秒間に一〇〇〇回など）で表す。

科学的には「毎秒」より、「ヘルツ」という用語が使われる。これは、この現象を最初に研究したハインリッヒ・ヘルツにちなんだものだ。彼は電磁波を発見したことで知られる。

こうして周波数が毎秒一回のものを、一ヘルツと呼ぶ。

理論的には、このような磁場波動は、はるか宇宙の果てまで宇宙空間を拡がっていくことになるはずである。しかし、じっさいは距離にしたがい強度は減衰し、究極的には、宇宙を満たす他の様々な磁場と混じり合って消えていく。

この場は電磁場とも、呼ばれる。それは、電場（ナイロンなどを擦ると静電気を帯び、帯電体となる。帯電体Aの近くに別の帯電体Bを置くと、プラスとプラスのように同種の静電気は反発しあい、プラス、マイナスなど異種は引き合う。この力が働く空間が電場である。電界とも言う。）と、磁場の両方を含んでいる。電磁場が、ある周波数で波動

（図１）　電磁波の種類と実際の用途

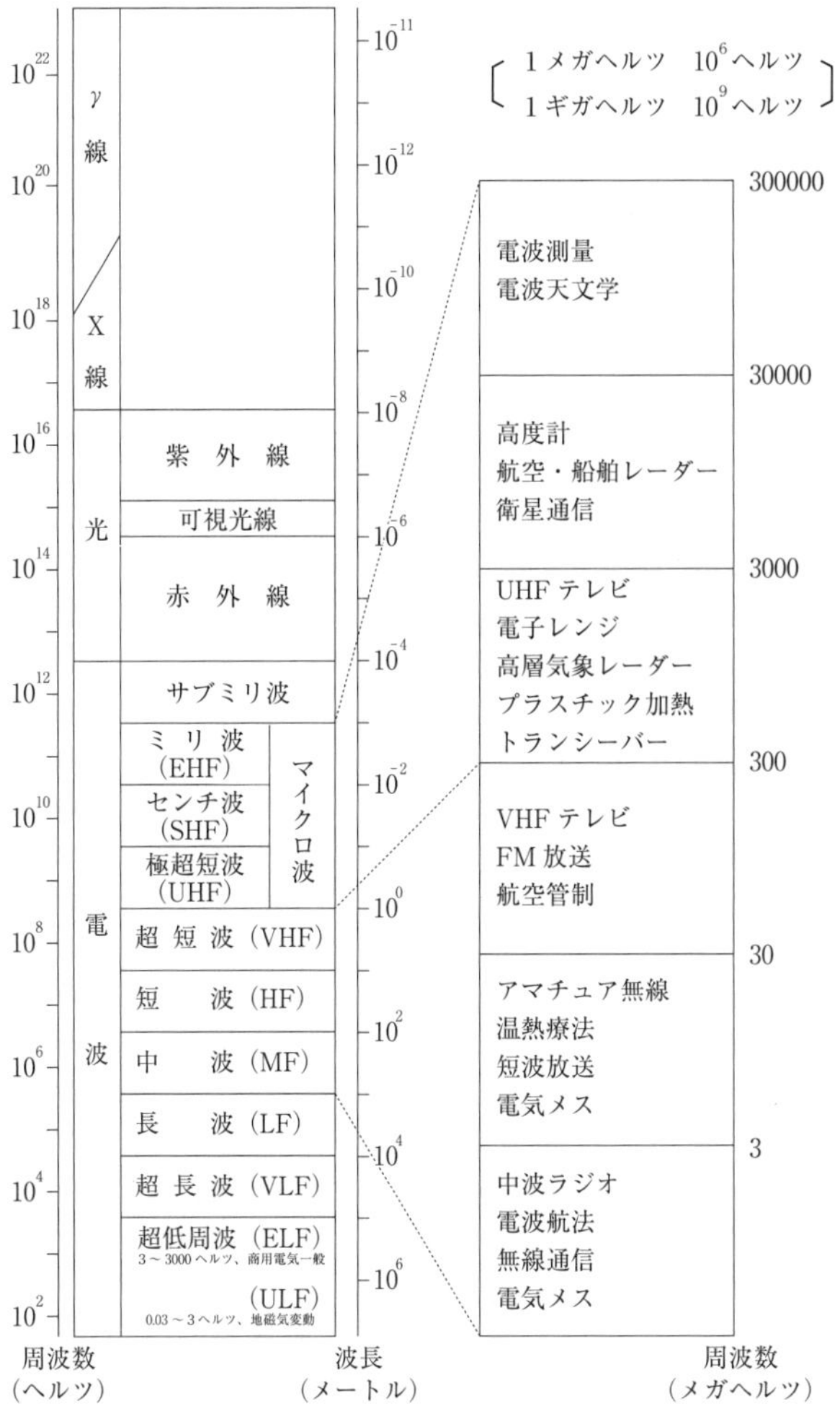

すると、波のような動きを示す。これが電磁波である。

その外界に向かって拡散するスピードは、光の速度と同じである。

その結果として、波長が生じる。波長は周波数によって決定される。たとえば、一ヘルツの周波数なら、その波長は何百万マイルという桁になる。一〇〇万ヘルツ（一メガヘルツ）の周波数ならどうか。この場合は、何百フィートという波長になる。

そして、一億ヘルツの周波数（一〇〇メガヘルツ）なら、波長は約六フィートである。

●電磁スペクトル四分の三は〝光〟である

存在する電磁波の周波数のすべては、電磁スペクトルに置き換えられる（前頁の図1参照）。このスペクトルは、最も遅い周波数から、最も早い周波数まで連続している。

電磁スペクトルは、ふつう左側の毎秒ゼロから、右側に向かって、毎秒一兆回まで一本の線で描かれる。この周波数スペクトルのおよそ四分の三以上は、われわれには非常になじみの深いもの――つまり、光である。

電球の光も、そして太陽からの光も、それは電磁波に他ならない。それは、電子の動きによって発生し、そして地球の磁場や、電波や、X線などと同じ性質を持つのである。

電磁波の一種である光。それに対して、われわれ生物は特殊な解剖学的な探知器を発達させてきた。――それは、〝眼〟である。

●光（フォトン）は「波」であり「粒子」だ

すべての電磁波は、力学的な場（電気的あるいは磁気的エネルギー源の周囲の空間。その中に力があり測定可能である。また、この言葉は、放射の性質の意味でも使われる。）である。エネルギーを運び、離れたものを動かすことを可能にする。

このようにいえば、われわれは電磁波のことをすべて、知悉《ちしつ》するかのように聞こえかねない。

しかし、われわれにはわかりえないのだ。物理現象の大きな問題——その一つが、これらの場が、「波」と「粒子」の二つの性質を兼ね備えているという事実なのである。

あなたが光を見ることができるのはどうしてか？

電磁波や他のスペクトル部分を感知できるのはなぜか？　それは、その「波」か「粒子」を見出しているのだ。これを「光子」（電磁場の中で、力を運ぶ理論的な素粒子。これにより光化学反応などが説明される。）と呼ぶ。

「光子」は、極めて不思議な実在だ。それは「素粒子」である。微小な何かのかけらである。

しかし、質量はない。（その質量を確認したものは、一人もいない）

量子論からいえば、「光子」はエネルギーを運んでいる。より高い周波数の「光子」は、低い周波数のものより、より多くのエネルギーを持つ。人間の眼では、一つの「光子」が、網膜にエネルギーを渡す。網膜はなんらかの方法で、そのエネルギーを電気信号に換える。

これが光を感知する仕組みである。

電磁波は総量としてエネルギーを持つ。それは情報を運ぶことができる。

そして、そのエネルギーは電流によって生み出される。

生物の器官内を流れる電気的な流れについて語るとき、それらは電磁波を生み出していることを語ることに他ならぬ。その電磁波は体外にも影響を及ぼす。同様に外の磁場から影響されることも、いうまでもない。

●測定技術の発達が理論の正しさを証明

前述のように六〇年代の初め、私は脳の中の直流（DC）電流が、磁場を生み出していることを指摘した。そして、その磁場は、十分な感度の計測器さえあれば、頭の外の離れた位置からも測定できるはずだ、と予言した。

私が学会で、この発表を行ったとき、聴衆からは失笑がもれたものだ。そんな機械など作れるわけがない、もしも、そのような磁場が測定されたとしても、その強度は極めて微弱で、いずれにしても心理学的な結論を引き出すことは不可能だ、というわけだ。

しかし、それは半導体の物理現象やエレクトロニクス分野でのいくつもの発明がなされるまで待つまでもなかった。スキッド（SQUID、超伝導量子干渉素子）による磁気測定機の設計が完成され七〇年、私の理論の正しさが立証された。

今日、脳の活動によって生じる磁場画像（マグネットインシホログラム、MEG）は、スキッド磁気測定機を使うことで簡単に探査できるようになった。この装置は、超伝導体の電流が極微小な磁場にも極めて感受性高く反応することを利用したものである。

脳の中の電流の流れは、磁場を生み出している。それは頭部から数フィート離れた位置から測定することも、解析することも可能なのだ。磁場画像（ＭＥＧ）は、脳の前部と後部の間を流れる直流電流のベクトルを描き出す。それを研究し解読する作業は心躍るひとときであった。それよりはるか以前、私が直流電流の電位（電圧）のみを測定することで発見した事実が、まさに眼前に展開されていたのである。

われわれだけでなく、他のすべての生き物たちも、（全体としての）一つの磁場にとり囲まれている。その磁場は、われわれの体から宇宙空間に向けて発せられたものである。さらにそれは脳内で起こっている現象を反映して脳から発生する磁場でもあるのだ。この事実を知って、いささか当惑なさるかもしれない。このことの意味するところは、余りに深遠である。

一九六〇年代、私は次のように予言した。

「生物体は、外界の電磁場によって影響を及ぼされうる。そして、それは、電磁波と生体内を流れる直流（ＤＣ）電流の物理的な相互作用によって生じる」

理論的にはそのとおりであった。

しかし、考えてみると、非常に小さい電流が生物体に物理的な影響をおよぼすためには、少なくとも地磁気よりは大きな強度の磁場が必要ではないか、という疑問が出てくる。

だから、生物は、地球の弱い磁場変化に影響されるなどといった考えは当時としては空想の域でしかなかったのだ。しかし、（後のブラウンなどの）生物学者たちが、エキサイティングないくつもの証拠を手に入れた。この証拠こそ、地球磁場と、生物の周期的な行動との直接かつ重要な関連を示すものであった。

●地磁気と生物の周期はリンクしている

一九六〇年代までには、すでに生物学的な周期性の現象の存在は知られていた。それはときに研究者たちを魅了し、興味をそそり実験を試みさせてきた。なぜなら、それがある医学的状態と、なにか神秘的な関連がありそうにみえたからである。たとえば、多くの心理的、精神病理的な障害は「睡眠と覚醒」のサイクルの障害によって起こる。

人間を含む生き物は内在的なリズムを睡眠と覚醒の行動パターンとして持つということはよく知られていた事実だ。この行動パターンは、昼間の光や気温などの環境刺激が遮断されていても起こる。そのメカニズムは単純に、こう説明された。

その周期性を発振する物質か時計のように時を刻む化学物質が脳のどこかにあるのだろう。だが、この考えは、一つの重要ファクターを無視している。生物の周期性には変化の一定パターンがある。これは、ちょうどわれわれの地球物理学的環境サイクルと同じ周期性を示している。その生物の周期性には、昼夜の明暗のサイクルだけでなく、日々の潮の干満とも同調する性質がある。その干満は地球の磁場内で起こり、さらに月の二九日間の満ち欠け（月齢）の周期にしたがっている。（これは、女性の「生理」の周期としてよく現れている。）

人間行動の長期間にわたる変化パターンをみてみよう。

これは、以前から太陽の磁気活動の二二年周期と、なにか関係があることがわかっていた。また人間行動のある種の障害は地球磁場内に発生した磁気嵐とあきらかに関連がある。

しかし機械論者に言わせれば、これらはたんなる偶然の産物にすぎない。なぜなら、そこにはなにも物理的なメカニズムが存在しないからだ。光以外に生物の行動に影響を与えうる物理的メカニズムはなにもないと思われていたからである。

にもかかわらず、この興味津々の関連性は多くの科学者を魅《ひ》きつけてきた。

そして、途方もないことを考察させた。おそらく生物は、地球磁場の周期パターンから時間情報を探り、引き出しているのだと彼らは考えた。

●生物は一日の磁気変化を〝時計〟としている！

この可能性に興味を示した科学者の中に、マサチューセッツ州ウッドホール海軍生物学研究所のフランク・ブラウン教授がいた。

ブラウンは、いかなる疑いも払拭する画期的な研究を成し遂げた。

まず、一定数のより単純な生物を、磁場方向が地磁気とは異なる向きに設定された小さな永久磁石によって作られた、地磁気と同じ強度の磁場にさらすと、ただそれだけでその生物の周期性は急激に変動するということを発見したのである。

地磁気の磁場の強度は、平均して約二分の一ガウスである。そして、一日の変動幅は〇・一ガウス以内である。冷蔵庫のドアを密閉するために使われている二〇〇ガウス強度の永久磁石にくらべれば、まさにこれは人間にとってはひと粒のピーナッツのように取るに足りないものである。そんな小さな磁場の変化では、コンパスの針ですら動かせない。

そうとしかいいようがない。

ところが、なんとブラウン教授の実験は次の事実を、明らかにしたのである。

つまり生物体は、この地球磁場の毎日の微小な周期変化を感知するなんらかの能力を備えている。さらに、その周期を彼らの生物学的サイクルの時計がわりにしている。

生物は、そんな弱い磁場にも影響されうるという概念は、オーストリアの学者メズマーの説に似通っていた。しかし、ブラウンの実験の正当性とデータの重要性にもかかわらず、彼の発見はいともあっさりと黙殺されてしまったのだ。

●バクテリアの体内に取り込まれた磁石

ブラウン教授の実験から、すでに二〇年の歳月が流れた。

今日われわれは、生き物には地磁気のような微弱な定常磁場（波動ゼロの電磁場。）や変動磁場（電磁波のこと。）から情報を探知し取りこむ能力があることを知っている。生き物は、それを、脳に結びついた二つの特殊な解剖学的な構造によって成し遂げている。ブラウンは正しかったのだ。

一九七五年、やはりウッドホール海軍生物学研究所のリチャード・ブレークモア教授は、研究中のある種のバクテリアの行動に興味を引かれた。ブレークモアは、バクテリアが常に、その培養皿の北側に群れ集まることに気づいた。それが南側を向くように皿を動かし一晩置いてみた。しかし、翌朝、バクテリアは北側の方に戻っていたのである。

このような〝磁気反応性〟バクテリアは、それ以前にも記録されてはいた。しかし、バクテリアが次のようなふるまいをするなど、誰一人記録してはいない。彼は、そのバクテリアを電子顕微鏡で観察してみた。彼の見たのは驚くべき光景だった。

各々のバクテリアの体内には微細な磁石の鎖があったのである！

その磁石は、天然の磁鉄鉱の結晶そのものであった。つまり有史以前の生命が出逢った最初の天然磁石である。バクテリアは、なんらかの方法で、水に溶けた磁石成分を吸収して、それらを体内で集めて、不溶性結晶の鎖構造に仕上げていたのである。

●磁石は微生物の〝コンパス〟として機能する

後の研究で、このような体内での磁石の再生産は、バクテリアの生存にとってはプラスの意味があることが判明した。バクテリアは浅い湾内の底の泥中や沼沢に棲息している。

もしも、彼らが潮の流れや嵐で波にさらわれたとしよう。彼らの体内磁石の鎖はその体を方向転換させるに十分な大きさである。そこでバクテリアは、体内磁石が北の磁極の方角を指すように、体を方向転換させる。そして、すべてのバクテリアは、その磁極の方角に向かって泳ぐ。

こうして、遅かれ早かれ彼らは泥の中に帰り着くことができる。

これは実に興味深いメカニズムだ。しかし、それにはいかなる高度な情報伝達も含まれてはいない。バクテリアは、北が泳ぐべき方向であるなどとは知らない。彼らはただ、体内磁石によって向けられた体の方角へ泳いでいるだけなのだ。

しかしながら、これらの観察は、より興味深い研究への扉を開いてくれることとなった。

伝書鳩が迷わず巣に戻る驚異のメカニズム

●実験で証明された鳩の磁気方向感覚

より高等な生物のあるものは「渡り」や「方向感覚」の認識という驚くべき能力を見せてくれる。中でも、伝書鳩は最もよく研究されている。

これらの鳩たちは、なにか磁気コンパスを使って方角を感知しているのではないか？

このことを証明しようとさまざまな試みがなされてきたが、どれもうまくいかなかった。

そして、一九七一年、コーネル大学のウィリアム・キートン博士が長期にわたる実験の報告を行った。

（図２）

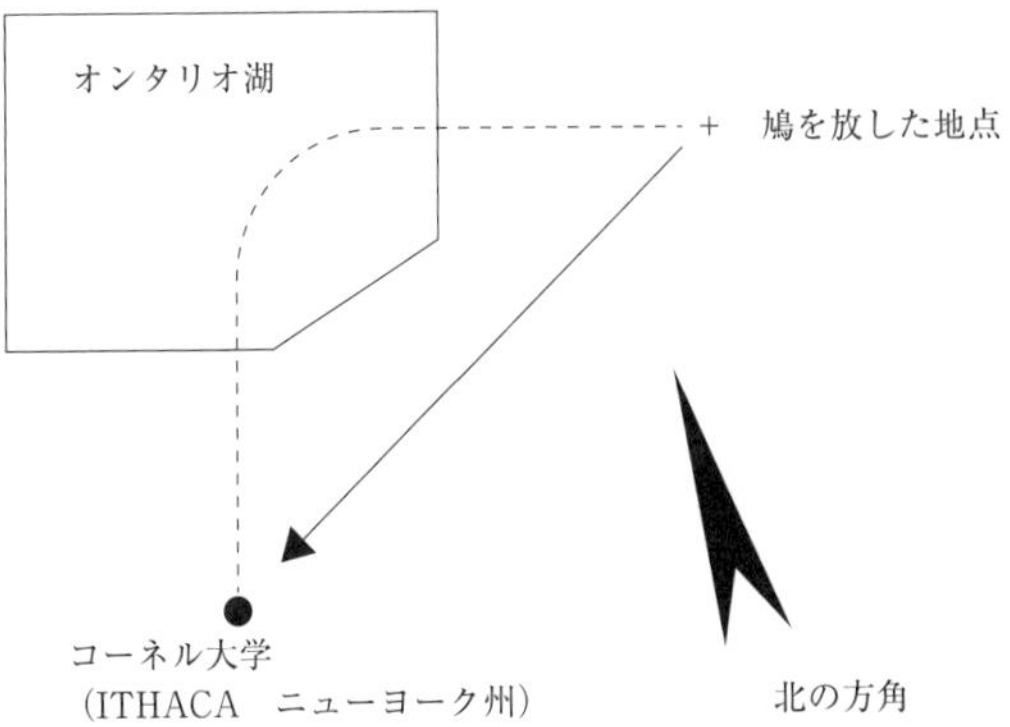

キートンが最初に実験した伝書鳩の飛行コース。直線は、コンタクトレンズをつけない鳩が飛んだコース。点線はコンタクトレンズをつけ、かつ頭に磁石をつけないで放した鳩の飛行経路。

キートン博士は民間の旅客機のように、鳩はいくつもの航行システムを持っているのではないかと考えた。

彼は、まず鳩が最も利用しているのは極方向に傾いた太陽の光ではないかと考えた。

それは、空を飛ぶ鳥に安定したコンパスのような働きを示し、南北の方角を常に示すからである。また、それは、いわゆる「地図感覚」と一緒に利用される。地図感覚とは、地上の様々な風景や、目印などの視覚記憶である。（ちなみに、飛行機のパイロットたちは、それを有視界飛行法と呼んでいる）

キートンは、さらに次のような仮説を立てた。鳩は、先述の太陽光と視覚記憶という、二つの機能が使えなくなったときのみ使われる第三の（方向探知）予備システムを備えている（たとえば、濃い霧に視界が閉ざされたとき、など）。

すなわち、これが、磁気的な方向感覚なのだ。

天才の閃きというべきか。キートン博士は、鳩を傷付けることなく、さらに実験に支障をきたすこともなく、前者、二つのシステムをなくす方法を見出した。

彼は、半透明のコンタクトレンズを鳩に装着した。レンズに光は入る。しかし、極方向に傾いた太陽光や視覚的な映像はまったく見えない。それでも鳩が、巣へ飛んで帰ることができたなら、それは磁気的感覚システムの助けによるものであるとキートン博士は考えたのである。

彼はニューヨーク州北東部のアディロンダック山脈から、鳩を空に放した（前頁の図2参照）。そこは、直線距離でコーネルの街まで約一〇〇マイルも離れている。コンタクトレンズを付けた鳩たちは、レンズを付けない鳩と同じように、巣に舞い戻ってきた。

しかし、いささか、これらの鳩たちは回り道をしたようだ。訓練された鳩のようにコーネルへ一直線に飛ぶかわりに、彼らはまず最初、西に向かって飛んだ。そしてオンタリオ湖上空を飛んでいる。ふつう鳩は決して、広大な水面上を飛ぶことはない。もちろん、この鳩たちは、湖を見ることはできなかったからだ。ある地点に到達すると、鳩たちは南に方向転換したのである。そして一直線にコーネルに向かって飛び続けた。

他の鳩より遅れはしたが、こうして無事、帰還したのである。

博士はこう思った。鳩たちは、コーネルと交差する地磁気の磁力線のラインを横切るまで西へと飛び続けたのではないだろうか。

●鳩は地磁気から方向感覚を得ていた

次に博士が行った実験は、より明確な結果をもたらすものであった。コンタクトレンズをつけた鳩の頭に、約二分の一ガウスの小さな磁石を取り付けたのである。（磁石の強さは、およそこの地方の地磁気と同じ強さ。ただし、その方向は反対に鳩を東に向けられるように作られた）

空に一斉に放たれたとき、鳩たちは散り散りばらばらに飛び立ち、あらゆる方角に飛んで行った。およそ一日か二日遅れて、磁石付きコンタクトレンズがはずれたものが、ようやくコーネルに帰ってきた。そのほかの鳩は帰ってこられなかった。鳩たちはやはり磁気感覚をもっていたのだ。それが、脳に与えられた小さな人工的な磁場によって妨害されたのである。

もはや、疑う余地はない。鳩はいくつもの航行システムを持っている。その一つは磁気感覚器による能力である。それは地磁気の磁場から方角に関する情報を引き出している。

原始的な一匹のバクテリアが、その体内に磁石の存在を示してくれた。そして伝書鳩は磁石のコンパスを持っていた。さて、これらの事実が明らかになったわけだが、では、伝書鳩が、彼らの体内に磁石を持っているということはありえるだろうか？

●電子顕微鏡で確認された脳内磁性体

そんな疑問がストーニーブルックのニューヨーク州立大学、チャールス・ウォルコット博士をとらえた。それに答えるために、利用可能な最新鋭の二つの測定機器を準備した。ＳＱＵＩＤ（超電導量子干渉素子）と電子顕微鏡である。磁性結晶は極めて微細なので、電子顕微鏡でしか観察できないからである。

まず、観察者は、どこを探査すべきかを知る必要がある。

電子顕微鏡でどの部分を見るかを決定するために、ウォルコットは鳩の体の中にある磁性結晶から出される微弱な磁場をＳＱＵＩＤのセンサーで探っていった。

それは、困難でかつ時間のかかる作業であった。しかし、彼はついに成功した。

彼は、鳩の体の中に例のバクテリアと同様の磁性を帯びた結晶構造を発見したのだ。

それは、鳩の脳の表面部分に存在した。見かけは、ほぼ顕微鏡で確認できるほどの固まりだった。

●最高性能の磁気コンパスより優れる

ウォルコット博士はこう考えた。

バクテリアで作用したのと同じ単純なメカニズムは、おそらく鳩にはありえないだろう。磁性結晶のサイズは余りに少さすぎる。これでは、鳩の体を押したり、引いたりするようなことは不可能だ。磁性体からさらに脳につながるなんらかの情報伝達システムが内在するはずだ。

彼は、その磁性結晶の固まりが神経線維で満たされていることを発見した。それらは脳の内部に通じているように見えた。だが、彼には、これら神経線維が脳の内部のどことつながっているかはわからなかった。それは、今なお、われわれにもわからない謎である。

とにかくその磁性結晶が、鳩の脳に地磁気の磁場の正確な方角を語りかけていることは、確かなようだ。そして、鳩はこの情報を利用して、驚くべき正確さで空を飛んでいるのだ。

ウォルコット博士の研究以来、多くの科学者がその調査を引き継いでいった。

その結果、われわれは、この磁気方位システムの詳細について知ることができた。それは極めて鋭敏な精度をもっていたのである。（それは、人間が開発した最高性能の磁気コンパスよりも、はるかに優れた精度を持っているのだった！）

あらゆる生命は、体内に〝磁気コンパス〟を持つ

●人間の脳にもあった〝磁気感覚〟器官

そして、この能力は、あらゆるタイプの生物に等しく与えられた感覚でもある。

まちがいなく人間にも与えられている。

イギリスのマンチェスター大学のロビン・ベイカー博士はその探求を試みて、ついにわれわれ人類の磁気器官をつきとめている。それは篩骨《しこつ》（頭蓋骨の一部で、鼻腔と前頭蓋窩および両眼窩との間にある蜂の巣状態の骨。）の湾曲部の後壁

の中にあった。鼻孔後側の上方に位置し、ちょうど脳下垂体の前にある。論議を巻き起こしたベイカー博士のいくつかの実験がある。

彼はそこで、人間には生まれつき磁気で北の方位を感知する能力が備わっていることを示したのだ。そして、この方位感覚は、その額に棒磁石をわずか一五分間くっつけるだけで阻害されてしまう。また、ベイカー博士は特定の場所などに対する方向感覚も、磁石を当てられると二時間ほどで妨げられてしまうことも明らかにした。

おそらく棒磁石の強力な磁場が、脳内の磁性結晶の正常な向きを歪《ゆが》めてしまったのであろう。もしも、ベイカー博士の実験が、確固としたものであり、篩骨内の磁性体に関して得られた証拠が確実なものならば、おそらく他の生物に発見されたのと同じような神経の経路が、磁性体から脳に通じているはずである。

●トカゲはどうして故郷にたどり着く?

私の好きな動物はトカゲである。このトカゲは二つの分離された磁気方向探知システムを持っている。一つは、単純なコンパスである。これは、トカゲが山野《クロス・カントリー》を横断するときに使用される。トカゲはまっすぐに進む。このことは大切である。なぜなら、トカゲは水なしではそう遠くに行けないからだ。あちこち寄り道はしていられないのだ。

もう一つのシステムは、彼が卵からかえった場所に、正確に戻っていくことを可能にする。

そこで、トカゲは伴侶を得て多くの卵を生むために故郷を目指すのである。

一九六〇年代に話はさかのぼる。当時、私は西海岸で一人の生物学者と知り合いになった。彼は、ある種のトカゲの驚嘆すべき方向探知能力について研究していた。このトカゲは山中の渓流で卵からかえる。そして、その場所で幼生期を過ごす。それから成長するとその水辺をあとにして旅に出る。彼は、非常に険しい山岳地帯を二、三年もの間、何十マイルとなく動き回る。そして、性的に成熟してくると生まれ故郷への帰り道をたどり始める。

そして彼が卵からかえったちょうどその地点に、迷うことなく！辿り着くのである。

——なんと信じがたい神業ではないか！　その生物学者は、それまで、トカゲが乗り越えていった山岳地帯の視覚的な〝記憶〟を思い出して、辿り着いた可能性を研究していた。

しかし、その考えを証明する証拠はなにも得られなかった。そこで、彼はトカゲの嗅覚に注目した。そのころ私は、彼に手紙を書き、おそらく磁性的な感覚がトカゲに方向を決めさせているのだろう、とサゼスチョンを与えてあげた。ところが彼の返事はつぎのようなものだった。

「もしも、私が嗅覚機能で、その方向感覚を証明できなくても、磁性感覚なんて考察はまっぴらだ。それくらいなら、この研究を牧師学校にでもくれてやったほうがせいせいする」

……いやはや、教条主義というものは恐ろしい。

●あらゆる生命体に〝磁気器官〟が存在

磁性体を内包する〝磁気器官〟は、ヒトを含むほとんどの生命体に存在するはずである。

この器官は、緊密に脳と結ばれている。生物に地磁気の磁場方位を知らせるのはその感覚器官であることは、明白に示されてきた。

それは、同様に地磁気などの地表微弱超低周波の周波数も感知することは十分ありうる。

それに関するリポートもある。この側面については、いまだ本格的に研究がなされてはいないが、ありうる話だ。

さて、もし地磁気と生物の関連性の重要さを強調するなら、自然はわれわれにさらにもう一つ別の器官を与えてくれていることに、気づくのである。

この器官は、やはり磁場を感知する。かつそこからより重要な情報を引き出すのだ。

その器官とは——松果体である。

〝第三の眼〟松果体も、外部の磁気を感知する

●〝分泌腺の主人〟松果体の磁気感覚

松果体とは、ちょうど頭の中心部にある小さな松カサ状の形をした内分泌器官である。

先述の議論をあなたは思い起こされるだろう。

ある学者などはこの内分泌器官こそを〝魂の座〟であると信じこんでいたのである。

しかし、これはいうまでもなく不正確だ。

松果体は、好奇心で祭り上げられたさほど重要でもない地位から解放され、いまではそれは体の〝分泌腺の主人〟と考えられるようになってきた。

松果体には、興味をそそられる歴史がある。それは〝第三の目〟の名残りなのである。

それは、数多くの原始的な脊椎動物の頭頂部に見出される。

この位置ではおそらく、映像を視ることはできなかったろう。そのかわり、自然光の量を測定する機能を果たしていたに違いない。それによって動物は外部環境により近づくように、体表面の色を保護色として変化させたのである。

限られた種類の原始動物、とりわけ、ヤツメウナギとメクラウナギはいまだにこの機能を果たす〝第三の目〟を持っている。ただし多くの生物体では、この松果体はゆっくりと皮膚表面から沈み込んでゆき、最後には奥深い脳の構造の中に入っていってしまったのである。

科学者たちが、この構造体の重要性に気づいて、まだ一〇年ほどにしかならない。

●生命サイクルを支配する〝時計〟

松果体は、活性（脳内）化学物質である純正な薬物を産生する。その物質は、松果体以外のすべての内分泌機能をコントロールする。それには脳下垂体も支配される。

脳下垂体こそ、かつては〝分泌腺の主人〟とみなされていたのだ。

松果体の産生するその他の薬物は、主要な神経ホルモン類である。たとえば、メラトニン、セロトニン、そしてドーパミンなどだ。これらは、脳自身の活動レベルを調節する。

また、松果体は〝時計〟である。

機械論者はこう推論する。まさに、それは生物学的な周期性（サイクル）の根源なのだ。睡眠と覚醒の周期パターンは、松果体からのメラトニンの分泌のレベルによって決定される。

最初は、網膜への光刺激の一部が、転換されて松果体を刺激すると考えられていた。

そこが、昼夜のサイクルを感知していたからである。そして、メラトニン、セロトニン分泌がそれに応じて調節される……と。

最近になって、松果体は、同様に毎日の地磁気の周期パターンに対する感受性を備えていることが、明らかになってきた。人間のメラトニン分泌は、地磁気と同じ強さの安定した磁場を、人体に当てることが随意に変えることができる。

造物主（自然）は生物学的な周期（サイクル）活動は極めて重要であるために、たった一つの環境シグナルだけに支配されてはならない……と考えたのだろう。

●精神神経病とガンの治療にも関連がある

現在、精神病理学者たちのあいだで大きな関心を集めていることがある。

それは、松果体による神経ホルモンの異常分泌が、多くの精神神経病患者の行動異常とおそらく何らかのつながりがあるのではないか、という興味である。

医療は一般的に次のような事実に気づき始めている。

生体周期の乱れは、臨床的にかなり重大である。たとえば、慢性的に異常な生体周期が続いたとしよう。するとまず最初に現れるのは慢性的なストレス症候群である。それは、幅広く多様な臨床的症状を引き起こす。それには、いちじるしい免疫機能の低下も含まれる。

つい最近には、次のようなことがわかった。つまり、抗ガン剤などのガンの化学療法剤を患者に施す場合、最も重要なのはそのタイミングである。患者の生体周期のどの時に投与するかが、その効能が発揮されるかどうかの最大の決定要因だったのだ。

適正な時刻に投与されると、それらはガン細胞に対して最も効果的だった。

そして、副作用も、誤った時刻に与えた場合にくらべて、はるかに少なかった。

国立ガン研究所（ＮＣＩ）は、この事実を重要視し、さらにこの臨床結果に対してより掘り下げた研究を実施する予定である。

●松果体が乱れれば心身は失調する

自然は松果体が毎日、昼夜の変化パターンと地磁気強度の上下動パターンという、二つの信号を同時に受け取るように作られている。

あきらかに、その一つか、あるいは両方の信号が異常になったときには、身体の生物学的なサイクルは乱される。それは、重大な臨床的結果を招く。

外界の磁場が生体へ影響する場合、それを媒介するのは、体内でもハイレベルな特殊かつ洗練された器官である。それは、少なくとも二種類存在する。一つは、磁気器官である。微小な磁性結晶で構成され、そして中枢神経系と緊密に結びついている。

もう一つが松果体である。これは脳の一部分である。これらの器官の存在は種によって異なる。たとえば、バクテリア、昆虫、魚、両生類、さらに哺乳類と、それぞれ多様である。

しかし、その存在は通常の生命活動にはきわめて大切な働きをしている。このメカニズムは進化の非常に初期の段階で形成されたものであろう。

考えうる結論は、ただ、生物は地球の磁場を感知している。

そして、それから生命維持に不可欠な情報を引き出しているということだ。

●生物は電磁場と可視光線から外部情報を得る

ほんの少し前までは、このような発言は、科学の既成の体制側からは、とんでもない異端扱いされたことだろう。しかし、生き物がこの能力を備えているという事実は、それほど驚くに値しない。通常の地磁気の磁場の性質を考えてみればすぐにわかることだ。

電磁スペクトルという概念がある。もしも、われわれがこの概念にもとづいて、自然界の電磁的環境（人工の電磁場は除く）の多彩な電磁波を、各々周波数によって（左から右へと）「直線目盛」上で表記すれば、その関係性を一目瞭然にできる（103頁図3）。

二〇億年以上の進化の過程で、生物はこれら電磁スペクトルの二つの部分、すなわち電磁場と可視光線をうまく利用してきたようだ。それらは、常に存在していたから、活用できたのだ。

この視点に立つなら、生命は地磁気を感知するために特殊な器官を発達させてきた。そして、そこから時間情報を得る一方で、光を感知し、情報を得る特殊な器官も発達させてきたということはとりたてて驚くほどのことはない。

磁気器官と松果体の感受性の研究は、直流（DC）磁場にかぎって行われてきた。

しかし、（一秒間に〇～数十サイクルという）地表微弱低周波の周波数域については無視されてきた。103頁の電磁スペクトルをもう一度見てほしい。これは、地球の安定磁場と、超低周波数の領域しか図示していない。もし、われわれが、この図を拡大していくと、地表微弱超低周波は、独自の奇妙なスペクトルであることに気づくだろう（同頁図4）。

地表微弱超低周波の周波数スペクトルはじっさい、発達して脳を持つすべての動物の脳波記録（EEG）や脳磁気記録（脳の活動で発現する脳波に比例した磁気信号を映像等で記録したもの。）（MEG）と等しい。地表微弱超低周波へのいかなる感受性についても、まだ証明はされていない。にもかかわらず、じつに興味深いことに、このスペクトルの主要部分は一〇ヘルツである。これはまたEEGやMEGの主たる領域なのである。さらに、水棲生物が、エサを見つけるときに使う方法が電気知覚（エレクトロ・センシング）で、このとき最もよく使われるのが、この周波数なのだ。

後の章で詳しく触れるがこのように周波数はおそらく、生物学的な影響にとって磁場強度よりも、もっと重要な要素である。

●生体内に完成された二重神経系

この二五年間以上にわたる前述のような数々の発見は生物に対する新しい視点をもたらした。

つまり、電磁的エネルギー存在を非常に重要なものとして再認識させてくれたのだ。

そして情報理論と半導体物理、さらに目を見張るほど高性能かつ高精度化された測定機器の助けによって、体内の電気的コントロール系を探しあてることができるようになった。

その電気的コントロール系こそ、成長と治癒といった機能を調節している。

さらに、それは体内の制御系と情報系に対して、酵素作用で化学反応を起こす酵素基質（酵素が作用する相手の物質。）と同じ働きをしている。

また、これら先端テクノロジー測定機器は、身体外部の地球磁場エネルギーと生物自身との関連性を追跡して次のような事実を明らかにした。つまり、生き物は緊密に地球磁場とかかわ

（図３）　様々な自然界の電磁波

（非電離放射）
（電離放射）
DC
微弱超低周波
稲妻
光
X 線
宇宙線
0
周波数→

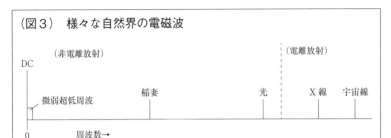

地球の通常の電磁スペクトル。地球の自然の磁場には、大別して二つの種類がある。一つは直流（DC）磁場あるいは安定磁場と呼ぶ。これらは、実際に昼夜のリズムで１日ごとに変化する。もう一つが微弱超低周波（マイクロパルセーション）。これは磁場の中でも極端な低周波数の波である。稲妻は何秒何千サイクルもの周波数を発生させる。しかし、その発生は天候しだい。光も電磁スペクトルの一部である。周波数は毎秒数兆回にも達する。地磁気と光。いずれも恒常的に安定している。これらは、つねに確固とした存在でありながら、毎日の量的変動をみせているのである。
電磁スペクトルの周波数が光の周波数を超えると、その光子（フォトン）当たりのエネルギー量もより強くなる。これは“電離”と呼ばれる。細胞などを透過するときに、その成分を電離（イオン化）して傷つける。

（図４）

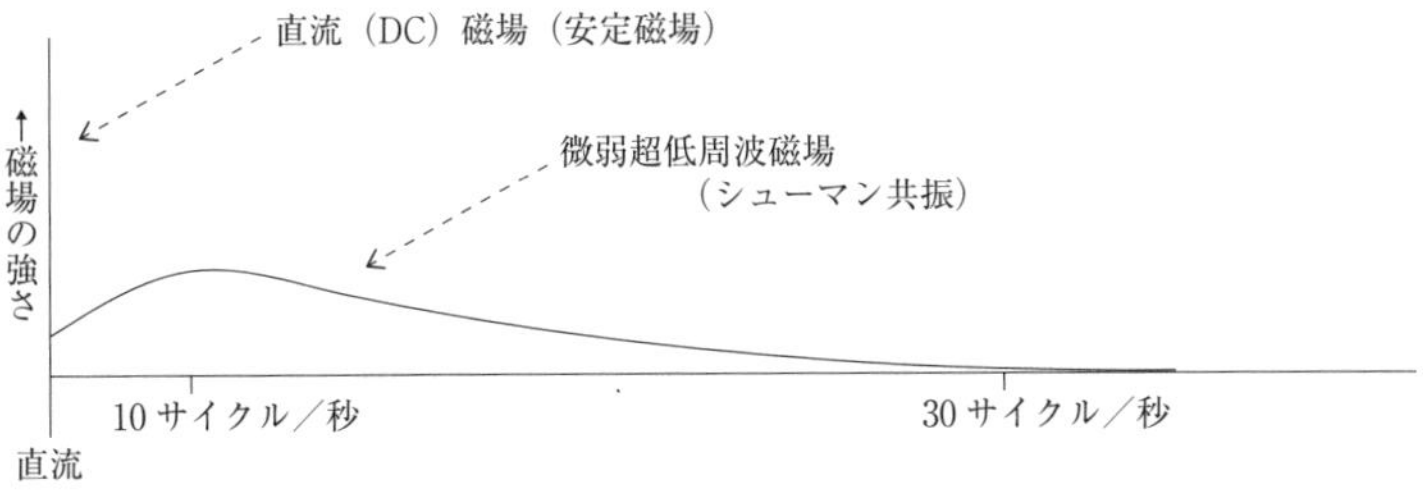

地磁気の周波数スペクトル。直流（DC）磁場は、地表微弱超低周波より、はるかに強い（訳者注…つまり地磁気の安定磁場成分。ゼロではないので要注意）。微弱超低周波の周波数の領域は、直流（DC）のすぐ上から、毎秒およそ30サイクルの辺りまで延びている。その磁場の強さは、毎秒７から10サイクルにかけて最も大きい。

っている。そして、そこから生命に不可欠な基本的情報を得ているのだ。

こうして、くっきりと見えてきたのは、基本的な二重神経系のアウトラインである。一つは原初的なアナログ系。これは進化の初期の過程で現れた。そして、もう一つ、より高度なものがデジタル系である。これは神経パルスとして伝達される。その発生も、より後期である。

私がこれまで述べてきたのは、最新の科学革命エッセンスである。

それは、生物のもつ複雑さ、そして可能性に対してそれ以前の時代から見てはるかに拡大したイメージをわれわれに与えてくれている。

●未来の新たな〝電磁エネルギー〟医療の可能性

それまでの化学的「機械論」では到底説明できない、奇妙なごく微細な現象――。

それこそ、この新しい電磁的思考に拠って立って、初めて理解されうるのである。

表面的には、われわれはかつての「生気論」（生命現象には物理化学の法則だけでは説明できない生命の活力があるとする説で一八世紀に流行した。）を、もう一度、生物学の中に取り込もうとしているかのように見えるかもしれない。しかし、それは間違った見方だ。われわれが行っているのは「エネルギー」を、生物システムの中に取り戻すことだ。

そして「エネルギー」こそを、生物全体および、その最も重要な機能を組織化し、コントロールする存在として位置づけようとしているのである。

医学は、ぐるりと回って元の位置に戻ってきた。

シャーマン的な治療師の時代から始まって、身体の生命エネルギーやその環境エネルギーとの関連性の科学的理解に到達した。

これは、一つの円環をなす。

この科学的な回帰は同時に医療テクノロジーの概念に寄与し、なおかつエネルギー医療という新しい考えを支えてきたのである。

くっきりと浮き彫りになってきたのは、生命の、エネルギーの、そして医療の新しいパラダイムである。

第Ⅳ章

現代社会が作り出す電磁波汚染

電気文明の夜明けは、人類に何をもたらしたか？

●偉大なる技術の〝勝利〟への疑問

われわれの近代世界は一〇〇年少し前に始まったにすぎない。

それはトーマス・エジソンが最初に電球の実験に成功したときに幕を開けたのである。一八八二年、ニューヨーク市のパール通りに、彼は最初の中央発電所を建設した。この発電所はマンハッタンの下町約六分の一平方マイルの地域に照明用の電気を供給したのである。エジソンの電気供給システムは低電圧の直流方式で送電された。それも近距離への送電に限られていた。

ほぼ同じ頃、ニコラ・テスラは交流システムを発明、開発した。

これは、より遠い地域へ、より大きな電力の送電を可能にした。一八九四年までに、ナイアガラ瀑布に設置されたテスラ発電機は、その電力をバッファロー市に供給している。

四年後には、サンタ・アナとロサンゼルスの両都市間を三万ボルトの交流送電線が結び、送電を開始した。その距離七五マイル。テスラの交流システムはいまや、世界中でごく普通に使われている。それは一秒間に五〇ないし六〇回の周期で電流の方向が変わる。これは五〇ヘルツあるいは六〇ヘルツとよぶ。

この周波数は地球上の通常の電磁スペクトルには存在しない。

エジソンの電球の公開実験から数年のちにハインリッヒ・ヘルツというドイツの若い物理学者が、二つの離れた電極間の電気放電が、他の離れた場所で同様の放電を導くことを発見した。二、三フィート離した所に、同じ間隙を開けた電線を置いておくと、両者の間をつないでいないにもかかわらず、電線の両極に火花が飛ぶのである。

この現象は、それより一〇〇年ほど前に、ガルバーニによって観察されてはいた。しかし以来、完全に忘れ去られていた。なぜなら、当時、物理学者たちは「遠距離作用」つまり、二つの離れた物体の間に、なにも置かないで一方の変化を他方に伝えることは不可能だと断言し、この現象を否定したからである。だから、ヘルツの時代以前には、電気をある所から、別の所に移すには、間に電線を引いたときのみ可能だと考えられていた。

●放電、電磁エネルギー、共振、波動……

ヘルツは、同様に放電によって生じた電磁エネルギーは、共振あるいは波動によって形作られていることも証明した。それは可視光線をも含む非常に幅の広い電磁スペクトルの一部であることも示したのだ。彼の実験は、イギリスの物理学者ジェイムス・C・マックスウェルにより提唱されていた数学的な理論を実証することになった。マックスウェルは、すでに電磁エネルギー周波数の増大によって、このような電磁波が確認されるであろうことを数学的に予言していた。ヘルツの科学的功績を称えて、このような電磁エネルギーの周波数の単位は、彼の名前から命名された。

ヘルツが考案した、実験装置は現在からみると粗末なものではあった。

しかし、それからわずか数年後の一九〇一年、マルコーニの大西洋を越えた「S文字」の無線送信の成功へと、つながっていくのである。

人類は電磁波エネルギーの〝海〟を泳いでいる

●社会は電気の信じがたい力で形成された

それから、数年後、放電極は真空管にとって代わられた。そして、一九一八年、イギリスからオーストラリアに向けて、ラジオによってメッセージが送信された。その距離なんと一万一〇〇〇マイル。一九二〇年代の終りまでに、ラジオの商業放送はほとんどあたりまえになった。そして電力も二二万ボルトにまでパワーアップされて、テスラの交流送電技術で何百マイルも離れた距離へ送電されていった。二〇世紀は大きく羽ばたこうとしていた。

そしてわれわれの社会は電気の信じがたい力によって形成されていくのである。

今日、あらゆる先進諸国の経済はその電力ネットワークに依存している。世界はエレクトロニクスの通信システムで結ばれている。それは一瞬にして、驚嘆するほど膨大な情報を伝達する。このような電磁エネルギーの利用は、われわれ人類の偉大な到達点であり、まさにテクノロジーの勝利であると自賛される。このテクノロジーこそが社会をよりよく導くのだという。

しかし、このテクノロジーのもう一つの側面を見落としてはいけない。それこそ、この章のテーマである。

●われわれを取り巻く異常電磁波の出現

われわれの電力消費や通信利用は地球全体の電磁波を、根底から変えてしまった。

われわれは、五感を働かせても直接にこのことを知覚できない。そのために、ほとんどの人がすでに起こってしまったことに気づいていない。

一九〇〇年以前は、地球の電磁波は、単なる電磁波と地磁気の微波動、すなわち地表微弱超低周波の合わさったものにすぎなかった。

つまり可視光線や稲光による放電などが主なものであった。

今日、われわれはまさに電磁波のエネルギーの海を泳いでいる。

この海はほとんどすべて人類が作り出してきたものだ。

自然な電気的、磁気的環境の中で生命は誕生し、進化してきた。

それが、変化して電磁波のジャングルと化してしまった。その密林が、今われわれを取り巻いている。この電磁環境の変化は、一面では電磁エネルギー医療の可能性をも示してきた。

人類が、自然な磁場から情報を引き出し感知することができるのならば、この現在の反自然的な電磁波は生命に有害な影響を与えていることを、感知することもできるはずだ。

過去五〇年にわたって、人類はかつて地上の種を死滅させたであろう地磁気の微弱超低周波の二倍以上の変化を、自ら作り出しているのだ。人類が起こした人工的な磁極反転は範囲がより広く、かつて自然現象で起こった地磁気反転よりも、はるかに短い期間で起こっている。はるかに急激な変化を起こしてしまったのだ。この章で、そのことを科学的に実証していきたい。そして、それらの証拠は唯一の結論を導き出す。

すなわち――

「生きている生命体が異常な電磁波にさらされると、物理的にも、機能的にも重大な異常が出現してくる」

という事実である。

●急激かつ猛烈な〝進化〟と〝発展〟……

電力と通信システムの成長は、最初はゆるやかなものだった。

しかし、第二次世界大戦以来、年五～一〇％の勢いで発達していった。さらに新しいテクノロジーが加わった。商業電話、そして衛星中継テレビ網、これらは二万五〇〇〇マイルの宇宙空間からあたかも地球を毛布で包むかのように、電磁波で覆っているのである。また、いくつ

（図１）

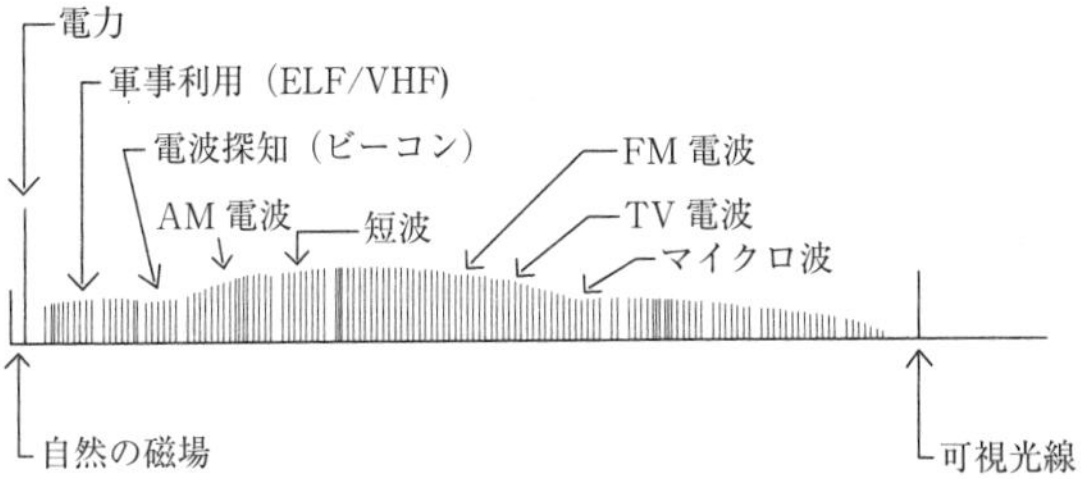

人類が作りだしてきた一般的なタイプの電磁波。各々の分野での微妙に周波数を変えての利用が増えている。これら発生源の正確な数を割り出そうとする試みもあったがそれすらも、おおよその数でしかない。とくにマイクロ波の超高周波数領域ははっきりしない。なぜなら、この周波数域はおもに軍事的に利用されており、それだけ極秘扱いとなっているからである。自然界での電磁スペクトルの通常あいているべき一帯は、膨大な量の強力な電磁波放射で完全に埋め尽くされてしまっている。

もの軍事衛星がわずか二五〇マイル上空から一時間に一度、地上のあらゆるポイントを偵察、監視している。

衛星は画像を結ぶために常に地表に向けてレーダー波を照射して、反射させている。

それが、のちにはその母国に〝電磁波の負荷〟をもたらすことになるのだ。

新規のテレビやFM放送局の開局の勢いもすごい。

まさに、毎週どこかで、これら放送局は誕生している。産業界も盛んにこれら大衆向けの新商品を開発してきた。たとえば個人用無線機や携帯電話などである。エンジニアたちは、宇宙空間に超巨大な太陽電池パネルの発電基地を建設することを提案している。

それで、地球上に驚くべき高出力のマイクロ波ビームで送電するという。

送電線も何百万ボルトという高電圧で、かつ何千アンペアという電流によって送電している。あらゆる国の軍隊は、電磁波のすべての領域を通信や偵察の手段として使用している。

●対人攻撃の電磁エネルギーすら開発!

対人攻撃兵器としての電磁エネルギーの使用すら研究されているのである。

次から次と、止まることがない。

電磁波のあらゆる周波数域は、人工の電磁波によってほとんど埋め尽くされてしまっている(前頁図1)。たとえば超低周波である。人類が電力で使用しているのは一秒に五〇回から六〇回の周波数だが、これは自然界で起こり得る超低周波三〇ヘルツより、ほんのわずか高いにすぎない。

マイクロ波利用も毎秒数十億回の周波数のものが使われているが、それも可視光線の兆単位の周波数により近付いている。

人類は、かつては空《から》であったこの両極間の電磁スペクトルを、まったく地球上に存在しなかった人工の電磁波群で埋め尽くしてしまったのだ。それを、われわれ人類はわずか八〇年以内にやってのけたのだ。

どれだけ、人類はこの電磁エネルギーの濫用を増加させてきたか——それを示す指標は数多くある。世界の電力消費量、送電線の電圧の平均値、あらゆるタイプの電波発信施設の数……

など、すべてが増加している。あるものは驚倒するほどの伸びを示している。

この技術革新は、文明の進歩のためには不可欠と考えられてきた。われわれも壁のスイッチを押すだけで明るくなる環境を楽しんできた。世界中のニュースに即座に接することができる楽しさ、このような便利さが、どうしてもたらされているのか考えもしなかった。

●電磁波の〝汚染〟は、眼には見えない

つまりはこういうことだ。

すべての送電線と電気器具は、そこから電磁波を放射している。あらゆるテレビやラジオが映ったり、鳴ったりするのは、電波送信施設から送られた電磁波がそこに届いているからである。結論をいえば、かつてこの惑星上にまったく存在しなかった周波数および強度の電磁波でわれわれの環境は汚染されているのだ。

そして、この汚染は目には見えない。

われわれの電気製品などから発生する電磁波はエネルギーを帯びている。居間に置かれたテレビのブラウン管の上に画像は、送信機から発信された電磁波信号が、アンテナ内の電気エネルギーに変換され、さらに画像に変換されたものだ。エネルギーの変換にすぎない。

座ってテレビを見ているわれわれの体も、同じエネルギーを受けているのだ。同様に他のテレビ放送局からの電波や、さらにはＦＭ、ＡＭラジオ放送局からの電波、短波中継局からの電

波、レーダーからの電磁波、送電線からの電磁波、さらにそれ以上の〝エネルギー〟にさらされている。

現在のところ、地球上でこの電磁波汚染から逃れる場所はない。

ついに、最初の健康障害が、現れてきた……

●労働者は原因不明の気分の悪さを訴えた

電力使用の爆発的成長にともない、この異常な電磁波に生物がさらされて、はたして安全なのか、という疑問がわいてきた。これまで物理学の法則上、目に見えぬこれら電磁波は生き物になんら影響を与えない、とされていた。しかし、これはたんに仮定に基づいているにすぎない。電磁波の安全性論議が起こると、疑問を投げかける人は、むやみに進歩に反対する偏屈人間のように見られがちだった。しかし「本当に安全か?」という疑問が出てくる。

それも、理論的な問題はさておき、とにかく現に生物学的影響が現れていたからなのだ。

一九二八年、ニューヨーク州スキネックタディにゼネラル・エレクトリック社が、ラジオ放送局用の実験設備を建設した。この施設はこの頃では最も高い約二七メガヘルツという周波数を使用することになっていた。

ところが、この実験施設の労働者たちが原因不明の気分の悪さを訴えはじめた。

そこでオールバニ医科大学のヘレン・ホスマー博士が調査のために招かれた。

●体温が、わずか一五分間で二度も上昇！

ヘレン博士は、労働者たちがわずか一五分電波送信機の電磁波に当たっただけで、その体温が華氏で二度も上昇していることをつきとめた。そのリポートの中で、博士は、徹底した原因調査が行われる前に、「まず、人体への電磁波被曝に注意を払うように」アドバイスしている。

しかし、医学界は、この現象をまったく違う視点からとらえていた。

当時の医学界では、発熱というものは感染症や傷に対する〝好ましい〟生体反応と見なされていた。電磁波照射で人工的に体熱を高くしたり、身体の一部を加熱することができる——。

これがかえって当時の医療関係者を魅了したのだ。

それからわずか二年、電磁波治療器具（透熱療法）なるものが考案された。

そして様々な疾患に効能があると宣伝された。当時、一般の人々にとって電磁波テクノロジーは面白いだけでなく毎日の生活に役立ってもいた。それだけでない。このように医療機器にも応用されていたのである。むろん、それらが危険であるなどとは夢にも知らずに！

しかしこの電波透熱療法には唯一、好ましくない副作用が見つかった。

それは熱に関係するものである。

●めまい、吐き気、電磁波治療機の副作用

たとえば発汗、衰弱、吐き気、そしてめまい。これらの症状は、患者がその療法をやめると急速に消えた。長期間続く症状はまったく認められなかったので、一九三〇年代は、この電波治療は広範な疾病治療に使われたものだ。そこには傷害、関節炎、偏頭痛、頭痛、静脈洞炎（静脈のわずかにふくらんだ部位が炎症を起こす病気。）などが含まれる。ガンの治療にまで電波は使われた。その後も、この療法はますます隆盛をきわめた。

今日でも、透熱療法は行われている。しかし、その適応症ははるかに限定されている。それは、生体に有害であるということが、わかっただけでなく、偏頭痛や、静脈洞炎、ガンなどにほとんど効果がないことが明らかにされたからだ。

●マイクロ波レーダー操作員たちの〝症状〟

第二次世界大戦中の最大級の発見の一つ——それは、かって不可能だった高周波の電磁波（マイクロウェーブ）の発信法の発見である。これがレーダーの発展をうながした。これこそが連合軍の最終的勝利に向けて大きな役割を果たしたのである。

アメリカ海軍によるレーダー使用の初期の頃のことである。

これらの操作員に共通する症状が現れてきた。体温の上昇である。ちょうど、何年か前、ゼネラル・エレクトリック社の二七メガヘルツ電磁波の送信施設で観察されたのと同じ症状であ

る。しかし、当時は前述のように様々な疾病にこの温熱効果は医学療法として有効とみなされていた。

だからより高い周波数のレーダーによる体温上昇も無害と断定されてしまったのである。

しかし、このマイクロ波被曝は、かつての低い周波数のときよりも、はるかに出力は強大となっていった。こうして、レーダー操作員のマイクロ波被曝量への懸念がまた出てきた。出力が強くなれば、理論的に、「熱効果」もさらに強くなるからである。

一九四二年、海軍は、最初の長期的な研究を行った。四五人のレーダー操作員の健康状態などを一年にわたって医学的に調査したのである。しかし、体温の上昇以外には、なんら見るべき症状は見られなかった。二番目の研究は一九四五年に実施した。これも同じ結論で終わった。その報告は「（レーダー操作員の）熱効果は高周波療法で起こるものと同じである」という結論であった。

一九四〇年代、すでに、継続的に高熱にさらされると目の水晶体が曇り白内障になることが、よく知られていた。溶鉱炉で働く人々によく見られた症状である。

ゆえに、目の水晶体は、体の他の部位より熱に対する感受性が強いことがわかっていた。

そのため、長期間マイクロ波に当たった水晶体も白内障に変化するのではないか、という疑いが出てきた。この可能性についての最初の研究が、第二次世界大戦直後、ノースウエスタン大学で行われた。その研究には、高出力のマイクロ波を短期間、目に当てられた動物実験も含まれていた。マイクロ波照射の後、目の状態を克明に観察した。しかし、病理学的な変化は認められなかった。そして、マイクロ波照射は、白内障を引き起こさないという結論に達したのである。

●無視された実験結果、白内障は起こった

しかし、同じ年に、アイオワ州立大学のA・W・リチャードソン博士らが行った同様の実験では、白内障が起きる事実が明らかになった。もしも、ノースウエスタン大でもマイクロ波照射から、三日後に、実験動物の目の観察を行ったならば、「白内障の初期症状を認めたはず」とリチャード博士は言う。

アイオワ大学のグループが実験に使用したのは、ノースウエスタン大より小型のマイクロ波発生装置である。これは「熱効果」を起こすほど強いマイクロ波は、発生しない。

実験動物への照射も二、三日と短期間であった。それでも、四二日後に動物の白内障が起こっていたのである。より悪い結果が出たといえる。

低出力のマイクロ波の線量を何倍かにしてみた。しかし、水晶体の温度上昇は起こらなかった。従って、マイクロ波による白内障は、熱効果以外の「非熱効果」によって起こっていると結論づけられる。

事態は非常に複雑だ。しかし、これらの実験結果は、マイクロ波照射になにか生物への潜在

的影響力が存在することを示唆している。それは、照射が終わって、後になればなるほど影響は顕著になった。これらの現象は物理的にも、生物学的にも説明できない。

しかし、それらは事実発生しているのだ。

だが、結局アイオワ大リポートが得たのは、次の評価のみであった。「さらに研究を要す」。

●網膜まで損傷されていた！

一九五〇年代から一九七〇年代半ばにかけて、マイクロ波と白内障との興味深い研究がいくつも行われている。これらの研究の大多数は、軍部の資金とコントロールのもとに行われた。

そして、「マイクロ波による白内障は『熱効果』によって起こる」という前提で実施されていた。それは非常に露骨であった。一九七〇年代初頭までは、このように軍の資金援助なしで行われた正常な研究は非常に少なかったのである。

だが、七〇年代初めの、その数少ない軍の助成なしの研究では「熱効果」をもたらさない程度のマイクロ波照射でも、長期間当てると、のちに白内障になることを明快に示している。

あきらかに、多くの医師たちや、技術者たちが「こうあるはずだ」と主張する方向には、生物の器官は動いてはいなかった。

一九七三年、スウェーデンの研究者、E・オゥレルとB・テングロースの二人の医師は、次のような報告をした。マイクロ波装置のテストを行っている工場の労働者について調査したところ、著しい数の白内障患者がみられたという。さらに重要なことは、患者たちは網膜の神経組織にまで直接的な損傷が及んでいたことである。

「恐怖」は、しだいに明らかになってきた

●軍事機密の前に、事実は隠蔽されている

一九八八年、カーネギー・メロン大学のロバート・バージ博士も「非熱」すなわち、熱効果をほとんどもたらさない程度のマイクロ波照射は、「網膜の光感受性物質の変化の原因となる」と報告している。バージ博士は、この変化は「マイクロ波全体が完全吸収されることによって、引き起こされる」と述べている。この事実は、ステルス・タイプの戦闘機が同様の化学物質を全面塗布することで、レーダー捕捉を完全に免れていることを想起させる。

このステルス機開発の詳細は、現在、機密事項とされているため、それ以上の情報は入手不能だ。医学的な副作用は白内障の発生にとどまらず、はるかに深刻なはずなのに、軍事機密の壁の前にはなす術はない。

さてマイクロ波照射の「熱効果」で白内障が起こったという物理的理由があったために、研究の大半は、この〝加熱〟の側面に注がれることになった。

「非熱」のマイクロ波照射によっても、同じ白内障が発生するという可能性については、物理的な合理性に欠けるという理由で、無視されてきた。しかし、この同じ時期（一九四〇年代から六〇年代にかけて）、その他の、さらに重要なマイクロ波の生物学的影響が報告されていた。

●説明不能の出血、白血病、脳腫瘍の増加

一九五三年、ジョン・マクロークリン博士はヒューズ航空会社の医療部門を担当していた。彼は、同社の従業員の健康状態について調査した。そのうち七五～一〇〇症例に説明不能の出血性症状を確認した。同様に、著しく高い白血病の発生、そして脳腫瘍も同時に見られた。これらはヒューズ社の労働者のうち、程度の低いマイクロ波を浴びた労働者に確認された。むろん、会社側はこれらの潜在的な問題を調査するための十分なデータはないと断定した。

実は、ほとんどのマイクロ波に関わる仕事は軍との契約事項であった。

そのため、これらは軍事問題となってしまったのである。

マクロークリン報告が出て、数年後に、ニューイングランド医学研究所のJ・H・ヘラー医師とA・A・トゥシェイラー・ピントゥー両医師が、イギリスの科学雑誌『ネイチャー』に次のような報告を寄稿した。

「二七メガヘルツの電磁波から派生する電磁波は、玉葱《たまねぎ》科の植物の毛根根冠の成長細胞の中の染色体異常を誘発する」

その同じ周波数が、医学現場では、電波療法に使われているのである。

このヘラー博士らの研究は、こっぴどい反論にさらされた。

しかし、一〇年のち、米国食品医薬品局（ＦＤＡ）のデビッド・Ｅ・ジェーン博士とそのスタッフらによる追試で、この二人の研究者の観察結果は証明された。それ以来、他の研究者たちも、「非熱」レベルで、同じ毛根細胞の損傷を発見しリポートしている。

どこまで、電磁波は、危険なのか……？

●最初の〝安全基準〟が設定されたが

これらの「非熱効果」は、その明らかな重大性にもかかわらず、黙殺されつづけた。

そして、軍部は「熱効果」のみの研究分野で独占支配を続けてきたのである。

しかしながら、この「熱効果」についても、なんらかの安全基準が設定されなければならなかった。机上での理論計算にもとづいて、つぎにように設定された。体表面積一平方センチあたり一〇〇ミリワットのマイクロ波照射は、発生熱を運び去るための血液循環能力をしのいでいる。だから各部、体組織の温度が上がるのだ、というわけである。

一九五七年、軍部は一〇項目の安全対策を提起したのち、マイクロ波の安全基準を一平方センチあたり一〇ミリワット以下と定めた。一九六六年には、米国国家規格協会（ANSI）も同じ基準値を、一般市民の職場での安全被曝線量として勧告した。

こうして一平方センチあたり一〇ミリワットの基準値は、〝石に刻まれた〟ように、絶対的な数値となったのである。それから長い間、当局側は、その数値に対する論争をはねつけてきた。

この基準値以下のマイクロ波照射で、発生する危険な生物学的影響を発表した研究者は、無視されるか、嘲笑されるかのいずれかであった。

そして、むろん彼らへの研究助成はストップされた。

にもかかわらず、論争は続いた。何ものにも頼らない数多くの科学者たちが、非熱レベルのマイクロ波照射でも、「大きな生物学的影響を与える」との主張を続けたのだ。

軍部は、これに対して〝彼らの側〟の科学者たちによってなされた研究で応えた。軍の側の科学者たちは「非熱マイクロ波の生理的影響は物理的に不可能」という言い分に固執した。

●そして、初めて発ガン性が〝証明〟された

一九八〇年代初め、アメリカ空軍の航空医学校は巨額基金を投入して、ある研究をワシントン大学でスタートさせた。指揮をとったのはアーサー・W・ガイ博士である。

この研究で、ラットは高周波のマイクロ波二・四五ギガヘルツを浴び続けた（一ギガヘルツ＝一〇億ヘルツ）。その強度はおよそ一平方センチあたり〇・五ミリワットである。この強さ

は「熱効果」の〝安全〟基準の二〇分の一である。照射は二五カ月にわたって続けられた。

そして一五五項目にものぼる「健康」や「行動」面がチェックされ、集計された。

これは、いかにもよく計画された実験のように見える。最終的には、はたして長期にわたってマイクロ波を浴びた場合、人体に潜在的な危険があるかどうか、回答がなされることになっていた。

ガイ博士によれば、「照射ラットとコントロール群（比較対照のため人為的なものが加えられていない状態の実験対象）との間には、わずかの違いしか見られなかった」という。そして「それらの違いのほとんどは統計上重要ではない。あるいは一時的に現れて消えたものもある。これらはたまたま偶然に起こったものと考えられる」という。

しかし、一方でショッキングな観察についてもコメントされている。

「初期の悪性腫瘍の増殖が、照射されたラットのうち一八匹に確認された。それに対して、コントロール群では五匹に見られたのみであった」

ガイ博士は、急いで「ガンの発生率は実験の照射群ですらこのラット種の通常の発ガン率より低かった」と付け足している。彼は、これらから性急に結論を導き出すべきではない、とクギをさす。また、「大多数の研究者たちの間に、つぎのコンセンサスがある。『マイクロ波の有害性の強力な証拠は、より高レベル照射のときのみに見出せる』と。これが現在のところ正しいだろう」とも言う。

この実験プロジェクトは新聞などで大きく報道された。そして学会などでも論議された。たとえば科学誌『サイエンティフィック・アメリカン』（一九八六年九月号）の主要記事となった。しかし、この実験の重大な側面は、この記事でもリポートされていない。新聞記事にも取り上げられていない。

巧妙に〝不都合な真実〟を隠す研究者たち

●わざわざ無菌動物を使用したナゾを解く

ガイ博士の研究結果が初めて報告された学会で、以下のことが明らかになった。

まず、実験に使用されたすべての動物について、実験群もコントロール群も含めて、無菌飼育された特殊ラットであったことが明らかにされた。

つまり細菌や、ウイルスのまったくいない環境で育てられた動物なのである。

この無菌動物を多数使用したために、この実験プロジェクト費用が五〇〇万ドルもの巨額になってしまったのだ。この巨額費用の大半が、この特殊動物の購入などに充てられた。無菌動物を飼育するには、その子どもは極めて厳重な滅菌状態にある手術室で、帝王切開により取り出されなければならない。

そこは人間の手術室や分娩室よりも、はるかに徹底した無菌状態にある。帝王切開で取り出された後、完璧に無菌状態の飼育箱の中で、実験の間中育てられなければならない。このような飼育箱は、ちょうど宇宙飛行士が月から帰還した後に、一定期間過ごす「除染室」によく似ている。あるいは、免疫系不全のまま生まれた子どもが生活する密閉された居住空間、通称〝バブル〟と似通っている。

これら無菌動物の使用は、まったく不必要に思える。それだけでなく好ましくない。われわれ人類も、実験室のラットも日頃バクテリアやウイルスを避けて無菌状態の世界に住んでいるわけではない。それどころか数え切れない微生物にかこまれて生活しているのだ。われわれは普通、怪我をしても、傷口からバクテリアが入らないかぎり病気になることはない。さらに、免疫が不十分でなければ、伝染性の病気や感染症にかかることもない。従ってバクテリアやウイルスにまったく感染していない動物で行った実験は、現実社会とはなんの関連もない。

ここで、二つの決定的事実を考察しよう。そうすれば、この点はさらにはっきりしてくる。まず第一に、現在、少なくとも人間のガンの二〇%はウイルス感染によって起こる。そして、このパーセンテージは動物では、さらに高いと考えられている。従って、細菌やバクテリアなしの状態で飼われている動物は、予想よりはるかに低い発ガン率を示すはずである。

第二に、どんなものであれ異常な電磁波の照射は、ストレス反応を引き起こすことが確認されている。もしも、照射が長引けば、ストレス反応システムも消耗しきってくる。そして、免疫システムの能力も通常より低下してくる。こういう状況では、動物も人間も、ガンや感染性の病気にかかりやすくなる。

ワシントン大学における実験は、照射された動物の発ガン数と、感染症の発症件数をはっきりと減らすために故意に計画されたものだ。そう結論する以外にありえない。

それ以外に、動物を無菌にした理由は考えられない。

●マイクロ波でガンは四倍に増えていた！

もし前もってこれら発ガンの事実を知っており、一見〝科学的〟なプロジェクトの設置を欲していながら、結論は否定的なものに導こうと思ったら、こうして細菌・ウイルスなどの無菌動物を使用するほかに選択の余地はなかったのであろう。

無菌動物であるがゆえに、照射群、コントロール群の両方とも、通常のガンや感染症から保護されてしまう。よってガイ博士の研究では、これら実験動物は、全体的に予測される通常の発ガン率より低い発ガン率を示している。

しかし、ここに、われわれの予想を越え、極めて重大な事実が露顕していた。

このような「保護」にもかかわらず、マイクロ波照射群の動物の発ガン率は、コントロール群の四倍にも達しているという事実である。

「マイクロ波は安全だ！」と〝証明〟するために、巧妙に計画されたこの実験も、墓穴を掘ってしまった。この落とし穴の本質は、実験動物に発生したガンのタイプによって正体が暴かれてきたのである。

●マイクロ波照射ストレスがガンを誘発

これらのガンは主として、脳下垂体、甲状腺、そして副腎に限定されていた。

これらのガンは、副腎の初期腫瘍である著しい数の好クロム性細胞腫（副腎髄質や交感神経傍節のクロム親和性組織の被膜を被った葉状の血管性腫瘍。高血圧症などに見られる。）をともなっていた。そして通常の組織には、いかなるガンもみかけられなかった。

この実験は、ストレスの結果をないものとするために計画されたのだが、立案者たちは、電磁波照射自体がストレスを生み出すことをうっかり忘れていたのだ。

ストレスに対する生体の耐性は主に先述した三つの分泌腺で媒介されるのだ。

●電磁波照射は極めて強いストレスとなる

逆にわれわれは、マイクロ波照射は、きわめて高レベルのストレスを生み出すと結論せざるをえない。ストレスがあまりに強いので、これら三つの分泌腺は、長時間、過剰に活動せざるをえない。その結果、最後に発ガンしていくのである。照射された動物が極端なストレスを体験した場合、もしも、実験動物が無菌ではなく通常のものであったなら、今回の実験の終了よりも、はるかに早い時期に、ガンや感染症で死んでしまっただろう。

実験中、ガイ博士によって行われた一五五もの生化学的チェック項目のいくつかが、私のこの解釈を裏付ける。血漿コーチゾン（副腎皮質ホルモン）は、ストレス状況下で副腎から分泌される化学物質の一種だが、これも、この実験で測定されている。

実験スタート時には、この血漿コーチゾンの値は、照射群とコントロール群ともに等しかった。しかし、マイクロ波照射がはじまって、それほど月がたたないのに、照射群のコーチゾンの値は、コントロール群よりずっと高くなっている。これは、照射群ラットが、ストレスと戦っていることを示す。実験の後半までには、照射群の血漿コーチゾンの値は、こんどはコントロール群より落ち込んでしまっている。

これは、照射群のストレス反応システムが、疲弊してしまったことを現す。

この結果は、ちょうど慢性的ストレスにさらされたときに起こる現象と同じである。

●狡猾に計画された空軍の〝安全性〟実験

これらのデータはこの空軍実験プロジェクトの膨大な「公式報告書」の中に埋没させられていた。そして、一九八四年『マイクロ波ニュース』（七・八月号）にようやく掲載された。

この実験は、狡猾《こうかつ》に計画されていた。しかし、そのずる賢さは完璧ではなかった。

この実験は、政府の決めた「熱効果」に基づく安全基準の二〇分の一という低いレベルで長期間、マイクロ波照射したものである。しかし、その結果、照射群ラットには明らかに深刻なストレスが発生している。ついで、極端なストレスに反応する分泌腺を疲弊させている。

この実験が無菌動物によって実施されたために、ストレス反応系の分泌腺のみにガンの著しい増加という結果で現れた。この実験が、もしも現実世界と同じ条件で行われていたらどうなるか？　照射群の動物たちには、壊滅的な結果が現れたことであろう。

政府と軍部は、的はずれな〝安全基準〟を公表

●身長とアンテナを同一視!?　奇妙な〝理論〟

一九八二年、ガイ博士の研究が続けられているあいだに、米国国家規格協会（ＡＮＳＩ）は、一平方センチあたり一〇ミリワットの電磁波安全基準の再評価を行った。

そして〝新しい〟知見に照らして、見直しをしたのである。このとき、電波の波長と、人体の体長とのあいだに、理論的な関連性がないかどうか、大きな注意が払われた。

受信アンテナの長さを、求める周波数の電波の波長と等しく製造すると、最大限エネルギーが受信信号から得られることは、俗にアンテナ理論と言われ、よく知られていたからである（第Ⅵ章202頁参照）。

人体の平均の身長は、およそ六フィート。八〇～一〇〇メガヘルツの周波数が波長としてちょうどこの六フィート前後と重なる。だから、これら電磁波エネルギーは、最大限に人体に吸収されるはずである。ということは、最大レベルの「熱効果」を現すのではないか？

ちょうど八八～一〇八メガヘルツ周波数が、ＦＭ商業放送に使われている電波帯である。

だから、理論以外に証明するてだてはないが（この考えを証明する実験も、また否定する実験も行われてはいない）、米国国家規格協会は、この観点から新しい電磁波の「安全基準」を採用した。それは、周波数帯別に各々決定された。

●「熱効果」のみでごまかし続ける悪質さ

しかし、基本はただ「熱効果」のみにこだわっている点は従来と変わりなかった。

その結果、「新基準」ではＦＭ電波帯に勧告された安全基準値は、大きく引き下げられている。マイクロ波への被曝基準もわずかに引き下げられた。

だが、ＦＭ帯より低い周波数電波への被曝基準値は著しく引き上げられた。

つまり波長が長くなればなるほど、「生理的影響の可能性も低くなるだろう」からというわけである。

先述のように、ガイ博士のデータは「熱効果」のみが生理的影響をもたらす――という考えの証明に失敗している。にもかかわらず、いまだ、この考えが、新しい「安全基準」の根底にあるのだ。ここで「安全」と勧告された値は、電波に当たった身体が、理論的にどれだけ熱を持つか、という発想に基づいて決められた。

こうしてみると、米国国家規格協会の基準は、少なくとも科学的データに基づいているとは見えないと、結論づけるほかはない。

●マイクロ波は遺伝子にも影響する

先述したヘラーと、トゥシェイラー・ピントゥー両博士の、玉葱科植物の毛根根冠における成長細胞の実験と、人体への影響とは大きくへだたっているように見えたが、しかし、残念なことにマウスによる実験でも、より近い結果を示している。

一九八三年、米国食品医薬品局（FDA）放射線医学センターのE・マニコウスカ・シェスカ医師、P・シェスカ医師、W・リーチ医師の三名がマイクロ波に照射されたオスのマウスの生殖細胞に現れた影響を報告している。

彼らは、ほんの短い照射（一日三〇分、二週間連続）でも、マウス精子の生成が減少することを発見した。この照射は「非熱」レベルである。

それにもかかわらず、マウスの精子の染色体構造には、著しい変化がみられたというのである。さらに、これらオスの照射マウスを、マイクロ波が照射されていないメスのマウスと交尾させてみたところ、かなりの死産が観察されたと言う。

従って、実験に当たった三人の医師はつぎのように結論づけた。

染色体異常は、マイクロ波照射によってもたらされたものである。しかも、その線量は「熱効果」を起こすレベルより、はるかに低い値であった。さらに彼らはマイクロ波が染色体そのものに直接影響を及ぼすメカニズムについても指摘している。

人間の遺伝子異常が最も明らかに現れてくるのは、発育異常の遺伝子を持った子どもが生まれることである。これは家族の誰かに、同じ欠陥があるときのみ、それが子どもに遺伝して起こる、と一般的には信じられている。

しかし、それは間違いだ。

●胚細胞や染色体に異常をもたらす

胚細胞や胎児の染色体の異常は、外部からの原因で引き起こされるのだ。

最近の研究で、ボストンのブリガム産婦人科病院のキャサリン・ネルソン医師、ルイス・ホームス医師は六万九二七七人の新生児を調査、大きな先天的奇形をもつ四八例を確認した。

これらのうち一六例は、家系の中にも他にそのような例はみられなかった。

従って、自然発生的な突然変異が原因で、このような奇形が現れたのではないかとされた。

調査された乳幼児たちは一九七二年から七五年にかけてと、七九年から八五年にかけて生まれた子どもたちである。この時期において、子どもたちの遺伝的な発育障害のうち、少なくとも三〇%は何らかの外的要因によるとみられている。

たとえばX線のような、電離放射線もその一つだ。

しかし、ヘラーやE・マニコウスカ・シェスカ医師らは、異常な電磁波照射が、胚や胎児の染色体異常から同じ発育障害をもたらすだろうと指摘している。

ダウン症、脳腫瘍、生まれてくる子どもが犠牲に

●電波中継基地の街のダウン症一〇倍!

特殊な染色体異常であるダウン症とマイクロ波との関連についての興味深いリポートがある。このリポートは、一九六五年、A・T・シーグラー博士によって、ジョンズ・ホプキンス病院の広報に掲載された。軍のレーダー操作員である父親から生まれた子どもは、著しく高いダウン症の発病率を示すというのだ。

一二年後、同じジョンズ・ホプキンス病院のB・H・コーヘン博士は、さらに克明な研究を行ったが、この発見を裏付けることはできなかった、と報告している。

しかし、彼も「マイクロ波とダウン症候群との因果関係は否定できない」と述べている。

過去、わずか数年足らずの間に、ニュージャージー州の北部に位置する、人口およそ二万五

〇〇〇人の小さなヴァーノンの町は新聞の一面を賑わせている。

この町には、数多くの電波中継基地がある。その数では、ヴァーノンは、ニューヨーク、シカゴ、ダラス、そしてサンフランシスコに次いで、全米で五位にあたる。

この町のダウン症児の発生率は、なんと全米平均の一〇〇〇%、つまり一〇倍である。

米環境保護局（ＥＰＡ）、米国疾病予防センター（ＣＤＣ）、そしてニュージャージー州衛生局による調査が実施された。過度のマイクロ波照射と、ダウン症候群および他の先天異常との、因果関係の可能性についても調査は行われた。しかし、結局、何も見出せなかった。

最初にこの問題を告発した市民グループは、これら調査はデタラメで、問題は政治的に葬られた、と批判している。

私は、これら調査報告書を検証してみたが、町の人々の主張の方が正しいように思われる。

●レーダー操作員の父親、脳腫瘍の子が多発

一九八五年、メリーランド州衛生局リュー・リン博士は、普通の人より高レベルのマイクロ波にさらされる職業の人たちに対して実施した疫学研究報告を行っている。

リン博士は、そこで照射グループの間に極めて多数の脳腫瘍が発症していることをつきとめた。

リン博士は、同様に朝鮮戦争直後にアメリカ海軍によって行われた研究を再検討している。

この研究はマイクロ波照射と脳腫瘍との因果関係の可能性を調べたものだ。

海軍は、レーダー操作に関与した兵隊と、レーダー波に照射されていない他の兵隊との間の、脳腫瘍の発症率を比較してみた。しかし、両者間に違いを見出すことはできなかった。そこで、レーダー波の被曝と脳腫瘍との間には何の因果関係もないという結論を出したのである。

だが、リン博士が、この研究を再検討してみたところ、ここで比較対象に選ばれた「非照射群」の兵隊たちも、じつは「照射群」のレーダー操作員と同じ量だけ、被曝していたことが明らかになった。

つまり、海軍の結論は、もともと歪められたデータによって導き出されていたのだ。

リン博士が、適切なコントロール群を使用して、海軍データを計算しなおしてみたところ、照射グループの人々の間には、実際には著しい値で脳腫瘍が発生していた、という事実が浮かび上がってきた。

リン博士報告が発表されてまもなく、テキサス州ヒューストンのアンダーソン病院のマーガレット・スピッツス、クリスティーヌ・コール両医師が「電磁波に被曝する職場で働いている父親をもつ子どもたちは、二歳以前に脳腫瘍にかかる危険性が極めて高い」と報告した。

これは背筋の寒くなる報告だ。

なぜなら、子宮内でも、生まれてからも子どもたち自身は、被曝していないからだ。このような高い脳腫瘍の発病率が見られる原因は、ただ一つ、父親の遺伝子がマイクロ波照射で変化して、それが、子どもに引き継がれたというほかない。

マニコウスカ・シェスカからのオスマウスへのマイクロ波照射実験と同じことが人間にも起こったのである。

●マイクロ波が急増し脳腫瘍も急増した

一九四〇年から七七年の間に、かつてないほどマイクロ波の使用は急増した。

同じ期間に、白人の脳腫瘍発生率は、一〇万人当たり三・八人から五・八人に増えている。黒人では、二・一五人が三・八五人へとやはり増加している。これらデータは、直接的な因果関係を証明するものではないが、リン博士、スピッツ医師らの研究、さらに他の報告を照らし合わせて考えてみると、そこからはいま言ったような疑いが浮き彫りにされてくる。

脳腫瘍以外のあらゆるタイプのガンや、遺伝的障害と、マイクロ波照射との間の因果関係を指摘するその他数多くの研究があるが、それらをすべてここに網羅することはできない。

しかし、これらのデータに共通するのは、熱を発生させるのに必要なレベルのマイクロ波照射より、はるかに低い出力レベルで、主要な生理的影響を発生させている点である。

これら影響の多くは、照射された本人や、生まれてくる子どもたちの多様な病気の引き金になっている。中でも、とくにガンや遺伝障害が顕著である。

他の、異常な電磁波被曝と同様に、マイクロ波被曝も危険である。

それはストレス・免疫機能の衰退、遺伝機能の変化として現れる。

こうして、政府が「安全です」という被曝基準は、じっさいには、まったく安全ではないというのが現実である。

●送電線からの超低周波放射も危険だ

一定レベルのマイクロ波放射を浴びているのは、アメリカ人のごく一部かもしれない。

しかし、ほとんどすべてのアメリカ人は広がる送電線網や、さらには屋内や事務所の電線から発生する六〇サイクル電磁波にさらされている。

六〇ヘルツ周波数の領域は〝超低周波〟（ＥＬＦ）と呼ばれる。

これは電磁スペクトルの周波数ゼロから一〇〇ヘルツまでの領域のことである。

超低周波（ＥＬＦ）電磁波は、まったく、いかなる生理的影響ももたらさない、と公式には考えられている。そうみなすだけの〝十分な〟科学的理由もあったのだ。

まず第一に、その波長は、生き物に共振現象を起こすには、あまりに長すぎる。

たとえば送電線や、送電施設から発生する六〇ヘルツ電磁波の波長は、およそ三〇〇〇マイルである。ちょうど米国国家規格協会が前述アンテナ理論をＦＭ放送の波長域に当てはめて考察したように、この波長域を考えてみると、影響を受ける生き物は、体長三〇〇〇マイルの巨大なミミズのような生き物以外にはありえまい。

第二に、いかなる電磁波の力も、その周波数に正比例している。

だから、送電線からの六〇ヘルツ電磁波も、極めて低いエネルギーしかもっていない。

結果として、電力システムからの電磁波は「絶対、まちがいなく安全である（?・）」というわけである。

米軍の超低周波交信「サングイン計画」を中止に

●潜水艦との交信を目指す〝凶暴〟な計画案

しかし、超低周波の電磁波は、非常に興味深い特性をもっている。

それは地表と電離層との間の空間を反射しながら、はるかに遠い距離でも送受信することが可能である。また、地面や海中にかんたんに侵透することができる。

このようなすぐれた特性は、一九六〇年代半ば、アメリカ海軍により着目された。

当時、核ミサイルを搭載した潜水艦隊が展開していた。海軍は、これらの潜水艦が、浮上することなく、かつその位置をつきとめられないようにして交信する方法を探していた。そこである。

超低周波のユニークな性質に着目。海軍は、これを潜水艦との交信に使うことを決定したのである。

サングイン（凶暴）という暗号名で呼ばれる非常に巨大なアンテナ施設が、ウィスコンシン州のクラムレイクに建設された。それは四五～七〇ヘルツの超低周波を使用する計画になっていた。送電線などから発生する六〇ヘルツ電磁波はその中間に相当する。

そのアンテナは北米大陸の中心に位置していたにもかかわらず、はるかインド洋を潜航する原子力潜水艦とも交信できた。この成功に触発されて、海軍は超巨大アンテナ建設計画を提出した。それはウィスコンシンとミシガン両州の北半分全域の地下に埋設される予定であった。

この巨大プロジェクトは当然、世論の反発や政治的な関心をまきおこした。

海軍は穀物や家畜、さらに人間への被害が起こらないか、科学的研究を実施することを求められた。この研究成果は一九七三年にまとめられた。海軍は、外部からの専門家を招き、調査委員会を結成、結果の評価に当たらせた。私も、そのメンバーの一人であった。

その年の一二月、われわれは、ワシントンＤＣの海軍医学研究所で会合をもった。

●一〇人中九人に著しいストレス反応

われわれに提出された報告データの多くは、良好なものであった。

ところが一つのデータはきわめて心配な内容であった。フロリダ州ペンサコラにある海軍航空医学研究所のデートリック・ベイシャー博士は、ボランティア被験者に対して研究を実施していた。が、サングイン計画の電波をわずか一日浴びただけで、対象一〇人中九人の割合で血漿トリグリセライド値が著しく上昇することを発見した。血漿トリグリセライドは、ストレス反応で増加する。そして、肥満とコレステロール代謝に関与している。

正常値より上昇したのは、あきらかに超低周波の影響である。

海軍もこの結果を深刻にとらえた。クラムレイクの試験アンテナ操作員の健康評価でこの事実を重要視した。すべての現場作業員に同様の血漿トリグリセライド値の上昇が観察された。われわれは、それがどういう理由によるものかは、説明できなかった。

にもかかわらず、ベイシャー博士の研究でその事実は明らかだ。また、その他の有害性を示すデータも四五～七〇ヘルツ超低周波は、まちがいなく人体に生理的影響を与えていることを示している。そのうちいずれかは、潜在的に人体に有害なのだ。

委員会の最終報告は、今後のより詳しい研究の必要性を強調している。

また、次のような記述も、その中に見られる。

――当委員会は、「電磁放射対策協議会（ＥＲＭＡＣ＝ホワイトハウスの機関で、この分野におけるすべての諮問を行う）」への勧告のため、この記録を作成した。同協議会は、当委員会が発見した実験の陽性データ、ならびに重大な人体等への有害性の可能性について認識すべきである。それらは、将来の研究によって証明されるであろう。アメリカ国内の数多くの国民が送電線および他の六〇ヘルツ電磁波にさらされている。この膨大な人口に対する重大な影響について、さらに認識されんことを望む。

この勧告は、委員会の満場一致で採択された。

われわれ全員が、数多くの市民大衆が（サングイン・システムの二つの周波数帯の間にある）六〇ヘルツ電力電磁波を浴びていることを憂慮していた。サングイン計画から発生する電磁波ですら、超高圧送電線が発生している電磁波の一〇〇万分の一の強さにすぎないのだ。この事実から委員会メンバーは、全員、アメリカ全土で起こっている高圧線被曝を憂えた。われわれは、アメリカ合衆国に住んでいる多数の市民が、現在これら施設による危機にさらされているはずだ、という結論に達した。

ところが、委員会会合の後、海軍はそれまでに起こったことをすべて否定した。

そして、サングイン計画の操作による人体被害の可能性を示すいかなる科学的研究の存在も否定したのである。

送電線で自殺が増える、子どもがガンになる！

●ニューヨーク州で送電線被害の調査開始

ワシントンから帰って、その日のうちに、私は、ニューヨーク州に一〇本もの超高圧送電線の建設計画があることに気づいた。

カナダのジェイムズ・ベイ電力プロジェクトから東海岸電力網に送電するためである。

私は、ニューヨーク州公共サービス委員会（ＰＳＣ）に手紙を書いた。

この部門は、州内の電気設備の建設計画受け入れの決定権を持つ。私は、彼らに手紙で「海軍は、送電線付近の住民に潜在的被害が生じうるという重要な証拠をもっている」と知らせた。私は、サングイン健康調査に関わった責任者の海軍司令官の名前と、電話番号も明記して、彼にコンタクトをとるようにアドバイスした。

数週間たって、私は委員会に呼び出された。彼らは私に言った。

「海軍は、私たちとの接触を拒否しました」

その結果、どういうことになったか？　送電線がはたして健康に害があるかどうかを審議するために、ただダラダラときりのない公聴会が開かれるはめになったのである。そして委員会は最終決断をくだした。

これら送電線建設を「保留すべき」という私の提案を受け入れたのだ。

その保留期間の五年間に「起こり得る健康被害について科学的研究がなされるべき」というのが私の意見であった。この研究は、ニューヨーク州衛生局の指揮のもとで行われるべきである。その費用は五〇〇〇万ドル。これらは電力会社が負担すべきだ。

しかし電力会社側は、裁判に訴えてこの命令の実行に抵抗した。しかし、結局、彼らは敗訴した。こうしてこの研究プログラムは一九八一年にスタートしたのである。

●送電線など低周波を浴びると自殺が増える

これらさまざまな事件が進行していた。一方、私も自分の研究室で六〇ヘルツ電磁波からの長期間照射による潜在的影響に関する研究をスタートさせた。

われわれは、ラットに三世代にわたって六〇ヘルツ電磁波を継続照射してみた。そして、生まれた子どもの死亡率、平均的体重をそれぞれの世代でチェックしてみた。そして各々の世代で、照射群とコントロール群との間に、明らかに重大な相違点を発見したのである。

照射群は、その子どもがより高い早期死亡率を示した。非照射群にくらべて生まれた胎仔《たいじ》の体重は低かった。これらは、ちょうど慢性的ストレスにさらされたラット群に見られる結果と同じであった。

この間に、私はイギリスの内科医、F・ステファン・ペリー博士から興味深い手紙を受け取った。彼は英国公衆衛生局の勤務医として、英国の比較的田園地帯でホームドクターとして働いていた。そこで彼は、不可思議なことに気づいた。彼の患者で、送電線の近くに住んでいる人ほど、より高い精神障害と自殺の傾向を示していたのだ。

彼は、この事実をイギリス医学界の様々な権威者に話してみた。

しかし、まったく受け入れられない。そこで、彼はどのように研究を進めたらよいか、私にアドバイスを求めてきたわけだ。

そこで私と同僚たちは、ペリー博士と一緒に徹底的に疫学的な研究を行ってみた。

その結果は送電線の一帯と、その地域での自殺者との間に、重大な関係があることを示していた。私たちは一九七六年、その結果を最初の科学論文として発表した。

ちょうどそのとき送電線建設に対する公聴会が始められようとしていた。

二番目の研究はペリー博士が行った。ここでは、送電線からの電磁波の強さもじっさいに測定された。そして、この論文は公聴会の終わった七九年に発表された。

わずか三ミリガウスで幼児は発ガンしている

●幼児の発ガン率に重大な関係あり

ちょうどその頃、コロラド大学の疫学研究者、ナンシー・ワルトハイマー博士が送電線からの電磁波と幼児の病気との関連性について検証していた。

その電線は、高圧送電線ではなく普通の通りの電柱と電柱を結ぶ電線であった。彼女は、驚愕すべき発見を行った。わずか三ミリガウス（一ガウスの一〇〇〇分の三）という微弱な六〇ヘルツ電磁波でも幼児の発ガン率との間に、重大な統計的関連が発見されたのである。

この電磁波の強さは、地球の通常の地磁気強度よりも極めて小さなものであった。

さらに標準的な送電線からおよそ五〇フィート離れた場所での平均的磁場の値、一〇〇ミリガウスよりも、はるかに微弱な値なのである。

しかし、ワルトハイマー博士がデータを発表した一九七九年、彼女の論文も、そしてわれわれの二度にわたる研究論文も、たちまちこっぴどい反論の嵐にさらされた。

その批判の根拠はただひとつ「そんなことはありえない！」。

つまり、そんな極めて微弱な六〇ヘルツ電磁波と、生き物の生命活動との間に、物理的な関連性などはありえない、というのである。

●ついに発ガン性を認めたニューヨーク州

ニューヨーク州衛生局の「送電線研究プロジェクト」がようやく発足した。

が、研究はあらゆる面で資金を出している電力会社側の支配下に置かれている（今日〝研究〟とは、別名「黄金律」である——黄金を所有するものが、ルールを作るのだ）。

私が公聴会で証言したとき、次のような意見を言った。

まず最初に行うべきは、ニューヨーク州の高圧送電線沿い二〇〇フィート以内に居住する住民たちに対する長期間の大規模な疫学的な健康調査である。しかし、そういう研究のかわりに、衛生局は、ノースカロライナ大学のデビッド・サービッツ博士に、ワルトハイマー博士の研究の追試をデンバー地域で実施させた。サービッツ博士が使用できる資料情報の分量はワルトハイマー博士がもっていたよりも、はるかに多い。私は、この調査のやり直しは、その結果をひっくりかえし否定するために仕組まれたものだと確信する。

だが、しかし、五年後、およそ五〇万ドルもの金を注ぎ込んで、サービッツ博士はワルトハイマー博士と同じ結論を得た。彼は幼児ガンの二〇％は送電線から出る三ミリガウス電磁波を浴びたために発症している、と報告した。

このニューヨーク州衛生局の送電線研究プロジェクトの結果は一九八七年に発表された。その報告は、このような爆弾的内容を含んでいた。同様に、電磁波のもつ人間の行動および中枢神経系に与える重大な影響、さらにガン細胞を増殖させる刺激効果についても、発表された。ニューヨーク州衛生局の研究委員会による最終リポートは、控え目な表現で綴られた傑作といってよかった。しかし、証拠は明々白々である。

●送電線から一五mで一〇〇ミリガウス

送電線からの被曝、そして他の電気機器などから出る六〇サイクル電磁波は、身の回りに普通に存在する線量でも人間のガン細胞の成長を加速させる。そして、幼児の発ガンを促進する。

さらに長期間続くと異常行動を引き起こす。短期間では、神経ホルモンと呼ばれる、ある種の極めて重要な脳内化学物質の生産に、重大な変化をもたらす。

これより一〇年以上も早く出されていた一九七三年の海軍サングイン研究委員会の報告は、こうして最終的に証明されたのである。

このニューヨーク州衛生局リポートが出て、すぐに起こった問題は、州公共サービス委員会(PSC)が対策を実行に移す必要性が生じたことである。同委員会は、健康被害が発見された場合、対策の実行を委任されていた。わずか三ミリガウスという値はまさに困惑ものだったからだ。なにしろ標準的な三四五キロワット送電線からおよそ五〇フィート(約一五メートル)離れたところにある電力会社の土地の端ですら電磁波レベルは平均一〇〇ミリガウスもあったのだ。

これら容量の送電線がアメリカ国内の設備の大半を占めている。もしも、三ミリガウス以下の安全基準が採用されたら、ほとんどすべての送電線周囲の公共用地は、相当広範囲に拡大されなければならない。さらにまた、多くの配電線からも同様の電磁波が近隣の住居地域に放射されている。これらも、はるかに低い値に引き下げられなければならない。

ところが、なんと委員会は「一〇〇ミリガウス」という安全基準を設置した。

その理由は、「人々はこのレベルのリスクを受け入れているから」というものであった。

これは実にナンセンスだ。一般の人々は、誰もこのようなリスクの存在をまったく知らない。こういう研究結果が一般に知らされて、初めてそのリスクに気づくのだ。

また、皆が危険に気づいた後でさえ、「一見、リスクがあるように見えますが、もっと突っ込んだ研究が必要なんです」と言われるのが落ちだ。

人々は、一度も「これらのリスクを受け入れますか?」とたずねられたことはないのだ。

電磁波で、ガンは何倍、何十倍にも増えていく

●低周波でガン細胞は数百%も増殖する

テキサス大学のウェンドル・ウィンタース博士は、かつて、ニューヨーク州衛生局からの委嘱を受けて、六〇ヘルツ電磁波による免疫細胞への影響について研究を行ったことがある。

この研究過程で、彼は、培養基の中の人間のガン細胞に同じ電磁波を照射してみた。

これは、べつに依頼された研究ではなかったが、彼は、それらガン細胞がわずか二四時間の照射でその増殖速度が、数百%の勢いで加速したことを報告している。

そして、この増殖スピードは、照射をやめたのちも、ずっと続いていった。

ニューヨーク州衛生局は、ウィンタース博士の実験室に研究チームを派遣したが、彼らは、この実験は再試験不能であり、事実かどうか疑わしい、という報告を当局に出したのである。

衛生局は、さらにもう一人の調査員に、ウィンタース博士研究の〝追試〟を行うように資金援

助を行った。しかし、この調査員は「ウィンタースと同じ結果は得られなかった」という報告書を提出した。(ところが、彼は、同じ方法で実験を行わなかったのだ!)

それからすぐ、ウィンタース博士と彼の同僚のテキサス州サンアントニオのガン研究・治療センターのジェリー・フィリップ博士は、ニューヨーク州の研究とは、まったく別の場所で、実験を実行してみた。その結果、ウィンタースが行った最初の実験結果は立証され、さらに拡散された。その功績は最近のいくつかの科学雑誌などに紹介され、注目を集めている。

●ガン細胞を一六〇〇%も加速、悪性化

それは、科学的であり、争う余地はない。六〇ヘルツ電磁波は人間のガン細胞の増殖率を、一六〇〇%も加速、さらに悪性化しているのだ。

この結果は、電力による電磁波は、ガンを促進することを示している。

それらは人間のガンの成長促進因子である。ウィンタースとフィリップスは、すでにガン化した人体細胞を実験に用いた。だから、彼らは電磁波による発ガン性そのものについての結論を引き出すことはできなかった。だが、すでにあるガン細胞の増殖の促進効果があるということは、それだけ治療を困難にしてしまうことになる。

しかしながら、ガンの成長促進因子はガンの発生と重要な関係がある。それらは、明らかにガンの発症例を増加させているからである。われわれは常に環境中の発ガン作用のあるものに

さらされている。それは発ガン性化学物質から宇宙線まで多岐にわたる。その結果、われわれの体内では、いつも小さなガンが発生している。

しかし、これらはわれわれの免疫システムに感知され、破壊されている。しかし、これら微小ガンを増殖させる要因があると、これらは免疫システムをしのいでしまう。

その結果、より多くの人々がガンを増殖させ、医学的治療を受けなければならなくなるのだ。

●脳腫瘍の発生率はなんと一三倍に激増

一九八八年、ガルビストンのテキサス大学医学部予防医学科のマージョリー・スピアーズ博士は、つぎのような報告を行った。

職場でさまざまなタイプの電磁波にさらされる労働者の間に、脳腫瘍の著しい増加を認めた。とくに、同博士は電力会社の六〇ヘルツ電磁波に被曝する労働者たちは、電磁波に当たらない対照グループにくらべて、脳腫瘍の発生率は一三倍であることを報告している。

そのほか、職業上、電磁波にさらされた場合の、あらゆるタイプのガンとの関連性を指摘する疫学研究は多い。労働者たちが被曝した電磁波はマイクロ波から六〇ヘルツの電力電磁波まで、周波数はバラバラである。これが、もう一つはっきりしない点であった。

だから、どの周波数帯が危険なのかを、決めることは困難なのである。

この点を突いて、これら重要な研究成果を無視しようとする動きすらもある。

しかし、私の見解では、それはもっともらしい言い訳に聞こえるだけだ。

実験室でのデータは、明白に超低周波（ＥＬＦ）とマイクロ波、いずれの電磁波も、ガンと直接の関係があることを示している。

総合的にみても、その疫学的データは、明らかに直接、ガンとの関連を示している。

この見解は、ラトガーズ大学生化学部のＨ・Ｄ・ブラウンおよびＳ・Ｋ・チャトゥパダウェイ医師によって支持されている。あらゆる電磁波とガンとの関連性についてのすべての論文を検証したのちに、彼らは、つぎのように結論づけた。

「動物の発ガン性の研究、および、人間の疫学データは、非電離放射（電磁波）の被曝が、ガン発生原因の中心的な役割を果たしうる」

学習障害、行動異常、免疫低下……異常が続出する

●目に見えて学習レベル低下は長く続く

ニューヨーク州衛生局による電力網研究プロジェクトと契約したもう一人の研究者がいる。ブルックリン工科大学のカーツ・サルジンガー博士である。

彼は、ラットの胎仔の発育期と、産まれた直後、数日に限って六〇ヘルツ電磁波を照射した。

実験動物は、それから生後九〇日までふつうに飼育された。そのとき、これら照射群は、さまざまな学習訓練を施された。照射されていないコントロール群も同じ学習訓練を行った。サルジンガーは、照射ラットはコントロール群に比べて学習効果が遅く、まちがいも多いことに気づいた。彼はこの相違点はまちがいなく重大であると強調している。

これら学習能力の低下は、照射後、長い期間を経ても、同じ現象が起こっている。

同じ方法で、ニューヨーク州立大学のフランク・ザルツマン博士は六〇ヘルツ照射のサルの生理周期に及ぼす影響を観察した。彼は、これらの電磁波にさらされたサルたちは、行動レベルが著しく低下することを発見した。

この行動測定は、餌を求めて押すレバーの回数で測定された。しかしながら、驚いたことに、これらの行動低下は、照射が中止された後も、数カ月も続いたのである。

●セロトニン、ドーパミンが著しく抑制

ニューヨーク州公衆衛生局のジョナサン・ウォルポー博士は、同様の電磁波照射のもとで、脳の機能に注目した。彼はサルの脊髄液中の神経ホルモンの量を測定した。

あらかじめサルたちは、三週間照射を受けている。彼は照射直後から神経ホルモンの中でもセロトニン（消化管や血清、脳内などに存在し、内臓をとりまく平滑筋を収縮させる。）とドーパミン（生体内に広く分布する化学伝達物質でアドレナリン受容体に作用し血圧上昇などをもたらす。）の値が著しく抑制されていることを発見した。そして、ドーパミンのみが、その後、正常値に回復した。

セロトミンは正常値より、低い状態が何カ月も続いた。

セロトミンとドーパミンは両方とも、行動と心理的メカニズムに関連している。

抑制されたセロトミンと自殺との間に直接の関連性があるのではないか？　といわれている。

この説は最近かなり注目されている。

この研究データは、『ランセット』（八七年一〇月二四日号）誌上で検討され、討論されている。この研究は、私やペリー博士が一緒に発見したイギリスでの送電線と自殺との因果関係に、理論的なメカニズムを提供してくれる。

●電磁波照射ラットは伝染病で〝全滅〟

ニューヨーク州衛生局の電力網研究プロジェクトが進行していたころ、他方でもいくつかの研究が行われていた。これらのうち、最も大規模だったのはワシントン州リッチランドにあるバテル・パシフィック・ノースウエスト研究所によるものである。

この研究資金を提供したのは、電力研究所（ＥＰＲＩ）である。

照射に使われた実験動物は「ミニピッグ」と呼ばれる豚の一種である。

それらは、特別に六〇ヘルツ送電線を再現した実験モデルからの電磁波を、何世代かにわたって浴びた。

そこで、胎仔中の異常、先天性異常の有無が研究された。

この実験は、私たちが研究室で行った、ラットに対する六〇ヘルツ電磁波の小規模な照射実験の追試を試みたものであった。彼らが実験にとりかかる前に、バテル研究所から何人ものスタッフが、私たちの研究室を来訪した。とりわけ実験設備を詳しく観察していった。さらに、私たちが出した結論に対して討論も行っていった。

彼らの実験が始まって、わずか数カ月後、バテル研究所のミニピッグたちの間に、伝染病が発生した。研究者たちの報告によれば、彼らは照射グループのミニピッグをほとんど失ったという。一方、コントロール群で死んだミニピッグはほとんどいなかった。

研究者たちは、照射群ミニピッグを補って、実験を再開した。しかし、彼らは重大な徴候を発見することができなかった。

●バテル研究所の露骨な、もみ消し工作

以前に、無菌動物を使ったガイ博士のマイクロ波照射の研究のところで論じた。あのように、照射で生じる慢性的ストレスは、動物、人間を問わず、あらゆる病気への抵抗力を弱める。バテル研究所で最初に揃えられた実験用ブタは、明らかに六〇ヘルツ電磁波を浴びてストレスを受けたのだ。だから、非照射のコントロール群よりはるかに多い数が死んだのである。

この研究が最後に出した結論は、さまざまな論議を呼び起こした。

バテル研究所は電磁波照射でなんら有害性データは得られなかった、と主張したのである。

しかし、多くの批判が殺到した。

たとえばリチャード・フィリップ博士もその一人だ。彼自身、バテル研究所の最初の責任者であった。その次には、環境保護局の電磁波研究プログラムも指揮している。

フィリップ博士らは、とくに、先天異常の分野で、陽性の結果が出ていると、同研究所の結論を非難した。事実、最終的には、照射群のある世代に、胎仔奇形、異常出産の増加があったことが、明らかにされたのである。

バテル研究所に対して異論が噴出したために、同研究所は豚を使った実験を、ラットによってやり直す事態にいたった。しかし、さらに陽性の発見があったにもかかわらず、争点は一向に解決にはいたらなかった。バテル研究所側は、これらの研究は決定的なものでなく、さらなる研究が必要だと、一歩も譲らなかった。

最近、フィリップ博士は、バテル研究所の中で、彼が陽性と思える発見データをリストアップしてみた。そこには次のような重大事実が報告されている。

すなわち三週間、六〇ヘルツ電磁波を照射された直後のラットの夜間における松果腺メラトニン分泌の著しい減少、三週間照射オスラットの精液中のテストステロン（男性ホルモンの中で最も活性の高いホルモン。）の著しい減少、三〇日照射の実験動物の神経筋における変化、そして、二世代以上、継続的に照射されたミニピッグ、ラット両方に見られた胎仔奇形の増加……等々である。

これらの事実はバテル研究所の研究者たちが発表した公式報告とはむろん一致していない。

人工電磁波は「周波数に関係なく」有害である

●あらゆる周波数で先天異常、奇形が発生

ニューヨーク州やバテル研究所の実験が行われているとき、スペインの神経生理学者ホセ・M・R・デルガード博士は、スペイン、マドリッドのサントロ・ラモーニイ・カハールに大きな研究所を設立した。

そこでは超低周波（ＥＬＦ）の生物行動への影響の研究が行われる予定であった。デルガード博士は神経物理学では、脳の行動的メカニズム研究、および電気刺激でそれをコントロールするという実験で、世界的に著名である。

しかし、今回は、彼が着眼したのは、先天性異常および胎胚における異常であった。

デルガード博士はニワトリの胚を、三つの異なる超低周波で照射してみた。

一〇ヘルツ、一〇〇ヘルツ、一〇〇〇ヘルツの三通りの超低周波である。その電磁波強度も非常に微弱なものであった。その結果は、三つのすべて周波数で胚の異常が発生した。最も奇形発生率が高かったのは一〇〇ヘルツ電磁波であった。

この周波数では、一ミリガウスという低い値でも、重大な奇形が発生した。

この報告は、大きな衝撃をまき起こした。狼狽《ろうばい》した研究者たちの反論リポートもあれば、ま

たある者はデルガードを支持した。ある者は、まったくそんな影響はあり得ないと主張した。

マドリッドでの研究は、その後、ジョスリン・リール博士によって継続された。

そして彼は、最初の発見を、まちがいのないものとして追認したのである。

●一ミリガウス微弱電磁波でも胚に異常

一九八六年、アメリカ海軍は、再度、この問題に取り組んだ。

海軍研究局（ONR）は、〝ニワトリ小屋計画〟と呼ばれる国際的な研究をサポートしていた。これには各々独立した六つの研究所が参画していた。これらの研究所は、デルガード実験を追試するために、同一の装置を使用した。一九八八年六月、電磁生物学会の席上、この研究結果が報告された。

六つのうち五つの研究所が、極めて低レベルの、低周波のパルス性磁場が、明らかに初期のヒヨコの胎胚に異常を増加させる、という事実を報告した。

そのメカニズムは不明であった。にもかかわらず、一ミリガウスという微弱な超低周波が潜在的に、成長期の胚発達に異常を生じさせる可能性があるというわけである。

このタイプの電磁波照射で、生命体では、とくに二つの機能が主として影響を受けるようだ。それは、脳と体の成長組織である。これには、胎仔組織のガンの成長も含まれる。

脳への影響は主に機能面で現れる。たとえば、行動異常、学習能力の低下、生体リズムの変化、そしてストレス反応系の活性化である。

成長している組織の中では、電磁波照射でガン細胞の成長をうながす。

さらに、新生児の先天性異常の増加を促進する。不思議なことに、細胞増殖はほとんどありえないのに、ガンの増殖は確実に、超低周波照射と関連しているのだ。

この多くの（すべてではないにしても）影響に関連するように見える生理システムが一つある。それは遺伝子だ。なぜなら、マイクロ波照射で遺伝的変化が発生することは、すでに確認されている。超低周波照射も、同じ効果をもたらす可能性は十分にある。

●遺伝子、染色体も攻撃、破壊される

マイクロ波による遺伝子への影響の考えうる説明は、つぎのようなものだ。

マイクロ波の波長は、おそらくＤＮＡ分子や染色体に共振効果を起こすのにちょうどよい長さある。しかし、正統派の科学者たちにとって、超低周波の波長で、このようなことが起こるとは、とうてい信じられなかった。それで、彼らは高圧線で生じる電磁波は、遺伝的影響を与えることはありえないと単純に思っていたのだ。

しかし、またもや生物学は、これら科学者たちが、あることを見逃していたことを証明する。

一九八三年、スウェーデンのウーメア大学のＳ・ノードストローム博士と彼のスタッフは、次のような報告をした。高圧変電所で働く男性労働者の乳幼児には、通常よりも、きわめて多

数の先天異常児が確認される。それに引き続いて、ノードストローム博士の同僚I・ノードソン博士は、同じ労働者たちの血中リンパ細胞における（リンパ球の）染色体パターンを観察してみた。そして、正常値をはるかに上回る染色体異常を発見したのである。

高圧線から出る電磁波（ヨーロッパは五〇ヘルツ）への被曝が、変電所作業員の精子の染色体に異常を引き起こしているのだ。それが彼らの子どもの先天異常の原因となったのである。この事実は、マニコウスカ・シェスカ博士が報告した、実験室でマイクロ波照射されたラットの事例と共通する。

一九八三年以来、コロンビア大学のリーバ・グッドマン博士は培養基での、ヒト細胞と、昆虫細胞の両方における超低周波の染色体への影響について研究を続けている。博士のリポートは、多くの影響を指摘している。そこには異なった複雑な現象が報告されている。いくつかは、きわめて明確に観察され、最新の高精度機器でようやく観察された現象もあった。

一九八八年、電磁生物学会での、グッドマン博士の最新研究報告によれば、この影響は、周波数によって異なるという。そして、照射される細胞のタイプによっても異なる。

これらの影響の違いと、対応する物理的要因を分類するにはより多くの実験が必要だ。

しかし、これだけは疑いえない。マイクロ波、超低周波いずれの周波数も細胞分裂の段階で、遺伝子などに何か影響を与えうる。直流による変化しない電磁波ですら、細胞の有糸分裂や染色体パターンに影響を及ぼすという意見すらあるくらいなのだ。

そのメカニズムについては、超低周波電磁波と遺伝子との物理的関連に関する最新理論に沿って後述する。

●マイクロ波が低周波に変調されて生体を侵す

ここまでの報告は、電磁波スペクトルの両端についてのものであった。高圧線から出る電磁波は、一秒間に一〇〇回以下というサイクルで発振される。これに対しマイクロ波は一秒間に、一億回あるいはそれ以上の周波数で、振動している。にもかかわらず、生物学的な影響は両者、まったく共通しているようにみえる。これは、高周波数のマイクロ波信号が、より低い低周波に変調（モデュレイト）されたために違いない。

たとえば、カリフォルニアのローマー・リンダ医療センターのW・ロス・アーディ博士は、一六ヘルツ電磁波照射したあとに神経細胞からカルシウムイオンの溶出を報告している。

さらに、このカルシウム脱落は、一六ヘルツに変調したマイクロ波を、神経細胞に照射しても同様に起こる。変調されていないマイクロ波では、この脱落現象は起こらない。

この生物学的に重要な変調には、パルス変調と、振幅変調の二つの変調タイプがある（次頁図2参照）。

変調は、電磁波という手段による情報送信の秘密の鍵だ。たとえば、AMラジオは、振幅変調されている。ラジオ受信機は、〝運び屋〟の電波から信号を〝復元〟して、取りだし、ゆっ

（図２）

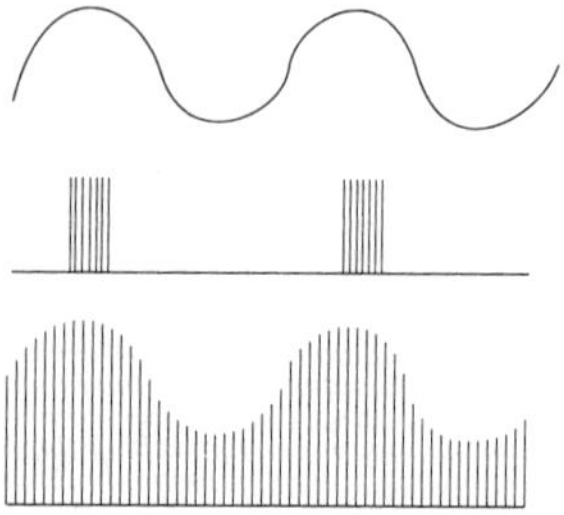

変調の例。Ａは、最初の16ヘルツ信号。１秒間に16回の割合で発振されている。Ｂはパルス変調（マイクロ波あるいは無線周波信号、16ヘルツのパルスをつくる）。マイクロ波は16分の１秒ごとに発振され、残りの時間は切られてオフとなっている。Ｃは、振幅変調。これは、継続的に振動する同じマイクロ波、無線周波信号である。しかし、16ヘルツの周期で、振幅や出力がＡの信号と同じきれいな波形を描いている。

くりとした上昇と下降の線の波形に直す。それが、スピーカーから聞くことのできる音楽や声なのである。情報を運ぶ電波（搬送波）の送信だけでは、なにも音は発生しない。どんな音声も聞こえない。ある型のＡＭラジオ使用によって初めて聞くことができるのだ。

身体もまた、変調された電磁波やマイクロ波を受けたとき、信号を〝復元〟しているようだ。生物学的な影響とは、このような低周波の変調によるもののようだ。

この視点から見るとすべての生物学的影響は、超低周波（ＥＬＦ）の周波数によって生じる。これなら理屈が通っている。身体システムは、電磁波をキャッチして、自然なゼロから三〇ヘルツ領域の周波数に〝変調〟しているのだ。これにより人体は、自然界に普通に存在する電磁波（三五～五〇〇ヘルツ域）に近似した異常な電磁波も感知することになる。

そして、つぎには人体に異常な影響が現れてくる。六〇ヘルツ・パルスのレーダーマイクロ波も、六〇ヘルツ電磁波と同様に生物学的影響があるはずだ。

これが、超低周波とマイクロ波に共通して見られる影響を、説明してくれる。

同様に、この両者間のすべての周波数帯（VLF、AMラジオ、FMラジオ、テレビ）も、生物学的影響を与える。なぜなら、これらは同様に〝変調〟されているからである。

これらの電磁波領域（スペクトル）は、ときおり関心を払われる程度で特別な研究は非常に少ない。

●放送タワー周辺にあらゆるガンが多発

最も大きな関心が払われたのは、最もありふれた電波への被曝、つまりAMやFMラジオの商業用電波だった。

一九七〇年代の初期、オレゴン衛生科学大学のウイリアム・モートン博士は、米環境保護局（EPA）から次のような調査依頼を受けた。

放送タワーが異常に密集した地域がポートランド近郊にあるが、その近隣の住民の間に、子宮腺ガンが、異常に多く発生しているというのだ。

調査プロジェクトは、同地域での調査を開始し、ターゲットを拡大して、いくつかのタイプのガン発生の証拠と、米環境保護局（EPA）が測定したポートランド地域のFM電波との関連性の研究に着手した。

しかし、子宮腺ガンとの関連の証拠は見出せなかった。一方で、小さいが重大な発見があった。FM電磁波の強度と、非リンパ系の白血病発症との間に、関連性があったのだ。

しかし、米環境保護局（EPA）はこのリポートに対して、なんの行動も起こさなかった。

一九八六年、ハワイ州衛生局、B・S・アンダーソン博士とA・ヘンダーソン博士は、ホノルル市の人口調査対象地域での疫学調査に着手した。彼らは九区域のうち八区域に放送タワーがあることに気づいた。そして、これら区域では、すべてのタイプのガン発生率が、放送タワーのない区域よりも、著しく高かった。

しかし、ハワイ州衛生局は、なんの行動も起こしていない。

電磁波の〝一〇大危険性〟に目覚めるべきだ

●人類の〝不安〟は現実となった

一九五〇年以降、電磁波による健康障害という分野で、いったいなにが起こっているのか？様々な見解が出されてきた。これらは、複雑に入り組んで見えるかもしれない。

ここでリストアップした報告も、入手可能なリポートのほんの一部分にすぎない。一九六三年、これら電磁波の生物学的影響に関する論文を再検討して、記事にまとめるように求められたことがある。私が収集できた論文だけで、四四編にものぼった。一番古いものは一八九二年、最新のものは一九六二年に書かれていた。それから、それをはるかに上回る数の論文が、このテーマで発表されている。

余りの数の多さに、私自身、完全に面喰らっているほどだ。

一九七四年、海軍研究局が世界中から、発表された論文を集め始めた。対象分野は一般的な〝非電離電磁波照射による生物学的影響〟についてである。さらに、これら情報をダイジェストした刊行物の出版も開始した。

このダイジェスト・リポートは、今も発行されている。発表される論文は、膨大な数に上っている。なにしろ、毎年、このテーマで一〇〇〇を超える科学論文が発表されているのだ。

また同じころ、この分野だけで三つの学会が組織され設立されている。うち、二つの学会は、現在、国際的な科学雑誌を発行している。さらに、別の専門雑誌の発行計画もある。

この分野は、科学的関心とその研究が曝《あば》き出す事実に対する不安を集めており、さらに拡大していくことは、まちがいない。

この章で、われわれがまず提起した問題点に対して、すでに解答は出ている。

すなわち、すべての異常な、人工的な電磁波は、その周波数に関係なく、同様の生理的影響をもたらす。これらの影響は、正常な機能を逸脱させ、明らかに、あるいは潜在的に有害である。

それら有害性は——

①成長中の細胞への影響。
②ガン細胞の成長促進など。
③ある種のガン発生。
④胎児（胚）の異常発育。
⑤神経化学物質の変化。
⑥自殺など行動異常を起こす。
⑦生理的周期（リズム）の乱れ。
⑧ストレス反応。
⑨継続すると免疫システム機能低下。
⑩学習能力の低下。

これら生物学的影響は、いかなる電磁波を浴びても、その人の病的状態に作用をおよぼす。たとえば、ストレス効果は、種々のストレス性疾患として現れてくる。長引けば、それは免疫能力を低下させる。その結果、感染症やガンの増加をもたらす。ガン細胞の成長促進と、悪性化の影響が、同時に起こると、ガンのスピードは、通常よりはるかに早められる。(これら影響は、ガンの成長促進因子としてであり、発ガン因子それ自体ではない)

●ガン増加は電磁波被曝が明白な原因だ

しかしながら、電磁波による遺伝子への影響は、より重大になりつつある。

最近のデータは、多くのガンが、ガン遺伝子の活性化という後天的遺伝子異常によるものであることを指摘している。それが細胞をガン化させるのだ。

異常な電磁波は、細胞分裂のときに遺伝子に異常をもたらす。このような電磁波への慢性的な被曝は、まさに、ガンの引き金として有力な原因となりうる。もしも、これが正しいとするなら、電磁波照射にはガンに対するプロモーター(促進)効果とイニシエーター(発ガン)効果の二つがあることになる。この二つが一緒に作用するのだ。常に細胞増殖をくり返しているような組織のガンは重大な増加を示すはずだ。

これは一九七五年以来、特殊タイプのガンが急増している最新のデータと符合する。

シカゴ大学医療センターのサムエル・エプスタイン博士によれば、リンパ腫、神経芽《が》腫《しゅ》、メラノーマ(黒色腫)などは、毎年一〇〇%の勢いで増え続けている。これにくらべて乳ガンの増加率は三一%である。こう丸のガンは九七%、すい臓ガン二〇%、腎臓ガン一四二%、そして結腸ガン六三%である。これらすべてのガンは、常に細胞分裂している組織内に発生しているのだ。

われわれは、しばしば、ガンとの戦いに勝利したと思い込みがちだ。そして、ガンによる死亡率は低下している、と聞かされる。

このような議論は、電磁波とガンとの関連がとりざたされると、よく持ち出されてくる。ある科学者たちは、このように信じこんでいる。電磁波の全体量は、過去一〇年間で目覚ましく増えた。だから、もしこれら電磁波がガンと関係があるなら、あらゆるガンも同じ比率で増え続けていなければおかしい。だが、それは起こらなかった。従って、「そのような、因果関係はありえない」というわけだ。

これら科学者たちの発言は、ある面では、正しいかもしれない。しかし、その本当に意味するところは、あるガンの発症率は早期診断と、子宮頸ガンなどのように治療によって低下している、というにすぎない。その他、食生活の変化も同じである。

しかし、前述した種々のガンは増加しているのだ。ある種のガンの増加、ある種のガンの減少——という二つの効果は、各々を打ち消しあうわけではない。ガン全体をみると、毎年ゆっくりと増加している。電磁波被曝とこれらのタイプのガンとの関連性は、はっきりしてきている。

子どもや孫の未来のため、市民よ立ち上がれ！

●まず、弱い胎児が犠牲となる

人間の胎児への電磁波照射の影響は、とりわけ重要だ。
最初の受精卵細胞から胚形成、さらに新生児にいたる発達過程は、細胞増殖などのように、時の経過と注意深くコントロールされた生理作用の連続によるものである。電磁波被曝は、これら細胞の増殖率に変化をもたらす。そして、正常な発達に向けてのデリケートなバランスを損なわせるのだ。

前述のようにデルガードとリール両博士がマドリッドで行った超低周波（ＥＬＦ）の生体への影響についての実験は、海軍の「ニワトリ小屋」プロジェクトによって、完全に追認されている。

そして、五〇ヘルツの電力電磁波に関するバテル研究で補完されている。

胎児の発達は、電磁波被曝で全面的に悪影響を受ける。

それはつぎのメカニズムによる。胎児細胞の分裂スピードとタイミングに電磁波が直接、影響するからである。さらに、これら（電磁波による）分裂中の胎児細胞の遺伝子への影響、さらには、父親の精子の染色体異常を引き起こすことなどが、原因としてあげられる。

遺伝子への広範囲の悪影響の可能性もはっきりしている。それが長期被曝で起こるだろうという事実も自明だ。一般に言われるように、これら遺伝的欠陥は永久に次世代にひき継がれていく。それを考慮すると、不安におちいってしまう。

職場で、これら電磁波に被曝した男性の子どもたちに、脳腫瘍が先天的に発症する傾向は、重大な警鐘を鳴らしている。

また、ある意味でより注意すべきことがある。

まだ研究を待つしかないが、被曝による遺伝的影響が、既存の発病の微細メカニズムに変化を与えた可能性がある。そして、それらをより悪性疾患に変えたり、新しい疾病を生み出してしまう恐れもある。

この恐ろしい可能性については、第I章で述べた。

脳に対する異常電磁波の影響も、いまや完全に立証されている。

しかし、いまでも、ほとんど理解されていないのが実情だ。ある作用は、松果体を通じて起こる。これは磁気感応器官である。そして超低周波（ＥＬＦ）は、神経細胞に直接的影響を与える。これらの影響は、行動異常や学習不能を生じさせるほどに強い。

過去一〇年来のこれら病理学的な異常の増加は、つぎのような疑いを投げ掛けている。

われわれは、これら電磁波の使用を増大させてきた。それが、そもそもの原因ではないのか。

●未来の世代に与える電磁波の脅威

われわれ人類は、いまや電磁波をあらゆる波長域（スペクトル）で発生させることができる。この能力は、〝両刃の剣〟である。一方で、これら電磁波と生物との関連にはまったく無知のままだ。

そして、人類の健康と深く絡み合う地球規模の環境変化も生み出してもいる。いま、われわれはこの重大なまちがいの結末にようやく気づいた。

未来の世代に与える脅威を減らすために立ち上がる時だ。われわれには、その責任がある。

同時に、電磁波と生命体との間の微かな関連を、さらに学ばなくてはいけない。

生物の機能に対する、より深い知識を求めていかねばならない。

その知識が、電磁波エネルギーを、社会で、経済活動や医療システムのなかでより賢く使用していくことを可能にする。

その新しい生命エネルギーと医学体系こそ、われらの子どもたちのためによりよい世界を約束してくれる。

ただし、われわれが賢明に、そして、ただちに行動に移すならば、それは可能になるであろう……。

第V章

超低周波と人間の意識・精神の謎に迫《せま》る

あなたは自分の意思で行動しているだろうか？

●意識とは自由意志とは、はたして何か

われわれは、人間の行動とはたんに情報を統合し、それを意識とする〝脳〟によって決定されている、と信じている。また、同様に〝自由意志〟も持っていると信じている。

自由意志が、その情報処理システムの指図に従うか、あるいは、別の行動をとるかを選択するというわけだ。

手短に言おう。われわれは、自己の行動は意識的〝自由意志〟によって内在に生み出されている、と信じている。行動が、ほんの一部分ですら感知されない外的な力によって決定されている……、などという可能性は、これまで拒絶されてきた。

われわれが知らないうちに、なにかが〝脳〟の活動に影響を与える!? などということはありえないことだと信じられてきたのである。

その第一の理由は、そのような影響を与えうる〝外的な力〟の存在が、知られていないからである。

意識とか自由意志という言葉は、実にあいまいなものである。しかし、それらの意味するところは、誰にでもよく理解されている。われわれは、意識によって自らの存在を感知する。

しかし、どうして、意識が生まれ、それは体のどこにあるのか、まったくわかっていない。

バクテリアに意識がないとしよう。なら進化の決定は、どこでなされるのか？

よく〝脳〟は超精密なスーパーコンピュータとみなされる。

しかしながら、これまで意識をディスプレイするコンピュータなど、作られてはいない。

（SF映画の『2001年宇宙の旅』に登場する〝HAL〟は例外として！）

●意識は、はたしてどこに存在するのか？

「生気論」（およそ生命は化学・物理作用によらず内在する生命力によるとする考え。）の立場に立つわれわれ学者仲間のある者は、どうしても精神と〝脳〟の問題を避けて通りがちだ。そして、「〝脳〟は、生き物の体のどの部分を合わせたよりも、素晴らしい標本」などというような考えは受けつけない。

それでも、われわれは意識が存在するという事実から逃れることはできない。

そして、このことは人間の理解に最も大きな問いを投げかけているのである。

自由意志――、これはやっかいな問題だ。それは、あきらかに意識の一部分であるからだ。

われわれは、意識して周囲の状況を感知している。そして、自分の取る行動の選択をしている。自由意志というのは、この意識的な選択にほかならぬ。しかしながら、われわれの選択は、常に合理的というわけではない。そして可能な選択の幅も、多くの外的多様性に支配されているのだ。

たとえば、文化、社会など――。

にもかかわらず、われわれは自由意志という発想を好む。

そして、選択の自由こそが、人々の権利であると、信じているのだ。

外界の電磁波は知らないうちにあなたを動かす

●人間の意識や行動を左右する電磁波

私は、コンピュータ技術が、いつの日か意識を含む、〝脳〟とその働きを究極的に解明するという考えを否定する。そして、われわれは、意識を研究対象とみなして、その正確な本来の姿をすべて知ることができるのか？　いささか疑問だ。そうは言ってもこの信念が一科学者としての私のこの問題の研究を妨げるものではない。

出発点としてわれわれは、意識が存在すること、また生き物ではそれが〝脳〟の機能と関連していることを知っている。

〝脳〟を一つの機械のように見なすなら、それは、離れた場所にそれぞれ特殊な部品に分離されてもいいはずだ。私はこの考えでは意識という謎の解読はできないと思う。

どこかに〝意識の中枢〟がある、などということがありえようか。意識とは、おそらく、脳全体の働きの中にあるのだ。つまり、離れた部分同士を、一つの機能的な単位に統合するシステムの中に、意識は存在するにちがいない。

以前、述べたように、一九六〇年代初期には、私は「外的磁場環境は〝脳〟の基本的な働きを変えることができる」という仮説を考えていた。それは、〝脳〟の内部の正常な直流（DC）電流システムを変えてやれば、可能だと思っていたのだ。

私は、ニューヨーク州医療センターのハワード・フリードマン博士と共同で研究を進めた。

●磁気嵐のとき精神科病院の患者が増える

われわれは、磁気嵐の発生と精神科病院の入院患者の比率との関連を探求していたのだ。

先述したように、そこでわれわれは（磁気や電磁波との）著しい関連性を発見した。なるほど、この研究対象は、異常な認識パターンの人々に関するものだった。しかし、この場合の異常性は、これら地磁気環境の変化によってより一層悪化しているように思えたのである。

後に、研究室の実験で、正常なボランティアの人に、コントロールした電磁波を当ててみたことがある。そして彼らの反応時間を測定した。直流（DC）磁場では、一五ガウス強度でも、彼らの反応時間に変化はなかった。しかし、それより、はるかに微弱な、〇・一ヘルツ、〇・二ヘルツに変調された電磁波にさらすと、非常に異なった影響が現れた。

これら極めて低い超低周波（ELF）は、地球の通常の電磁波中に存在する。しかし、それらは格段に微弱だ。自然界にある低周波では最も強いものでも一〇ヘルツである。

私は次のように結論した。通常の地磁気の微弱超低周波（ＥＬＦ）と、人間の測定可能な〝脳〟活動の間には、なんらかの関連性がある。それは磁気嵐のような総量的な乱れや地磁気の相対的な強さの変化などの、より小さな変化も、関連する原因となりうる。

われわれは、一九六二年から六三年にかけて、その理論の概要を、論文として出版した。

そこでは、次のように結論づけたのである。

地球の内部から出る微弱な電磁波は、生体にとって重要な生理学的ファクターである。生体の好ましからざる行動変化は、それが明白であろうとわずかであろうと環境磁場の変化を浴びた結果である。〝通常値〟より高いかあるいは低い電磁波に晒されたか、また、無波動の電磁場、あるいは、適応している電磁波よりも多い周期の電磁波を浴びた結果である。

「生理」「意識」は見えざる電磁場に左右される

●宇宙飛行研究に欠けていたもの

六〇年代初頭、科学者たちが最も精力を注いでいたのは、人類の宇宙飛行だった。

私は、はるか二五万マイルも遠い宇宙空間に宇宙飛行士が飛んでいくことに警告した。

宇宙飛行士は、地表に比べて、はるかに弱い電磁場環境の中に置かれるであろう。そして、そこは、地表で見られる通常の磁気波動とは、まったく異なるはずだ。

私は、このような宇宙旅行が行われる前に念のために実験研究が行われるべきと勧告した。飛行士の活動を損なうことがないように、わずかの心理的変化も発生しないように、留意すべきであるというのが、私の意見だった。

これらアドバイスをきっかけにノースロップ宇宙研究所ジェイムズ・ハマー博士が、私に連絡してきた。彼によれば、すでに彼の研究グループは、この分野の問題に取り組んでいるとのことだった。人工頭脳（サイバネティクス）の創始者であるマサチューセッツ工科大学のノーバット・ワイナー博士も、すでにその研究プロジェクトに参加していると言う。

ワイナー博士は、ドイツで次のような人体実験に加わっていた。志願した被験者は、何も知らされないうちに低強度の一〇ヘルツ電磁波を浴びた。この実験で、電磁波照射のスイッチを入れると被験者は落ち着かない、不安感を訴えた、と報告されている。

ハマーもワイナーも、次の仮説の基で研究を続けていた。つまり、脳の中の〝内的周期〟は、行動の決定要因である。そして、外部から注がれる電磁波は、これら〝内的周期〟をかきたてる作用がある。だから、異なった行動を起こすのだ、という仮説である。

私はハマー博士と数年間、文通を続けた。彼には、私の研究室で得たデータなどを送った。しかし、なに一つ彼の実験データは送ってこなかった。

●脳の中枢に〝快楽領域〟が存在する？

一九六三年、メリーランド州シルバー・スプリングの海軍海上兵器研究所のディートリック・ベイシャー博士から連絡があった。

彼は、志願者による広範な実験プロジェクトに従事していた。ベイシャー博士は人間が磁場ゼロの状態に長期間置かれたらどういう影響が現れるか、という実験の最中だった。

彼の研究室を訪ねてみた。そこでは、彼は完全に地球のＤＣ（直流）磁場を〝無〟の状態に置くことに成功していた。

しかし、地中から出る微弱超低周波（シューマン共振）は、遮断するのは無理だった。

だから、彼の実験は自然界の電磁波全体から完全に遮断されていたわけではなかった。

ベイシャー博士は実験中、被験者に起こった多くの生理学的な変化を測定していた。

それには、心理学的要素も含まれる。実験が終わり、データが分析されたときベイシャー博士は私に告げた。

「ささいな心理的変化を除けば、何の影響もみられなかった……」

今日ならこの実験は安定磁場のもと、さらに地中から出る微弱超低周波を完全に遮断した状況下で追試できたろう。ゼロ磁場から単純な一〇ヘルツ磁場にかけて、正常な生理的周期は回復したというワイナーの報告も、いまいちど検証されただろう。

しかしながら、ありふれた多様な地球磁場と、人間行動との間に、関連があるという私の考えは、科学界の少なくとも一部には真剣に受け止められているようだ。

このとき、彼らがまっさきに関心を持つ事柄は宇宙旅行でなにか障害があるのではないか？という心配だ。むろん、より深遠な生物学的、哲学的な意味などには、まったく注意は払われていないだろう。

一方で、同じ一九六〇年代、電磁波がもたらすこれら深遠な意味は、その他の科学者たちには真剣に受け止められていた。前述のホセ・M・R・デルガードである。

彼は、行動と感情の生理学的な基礎構造に興味をもっていた。

彼は方法論を確立し、その一〇年前に成立した観察法をさらに広げていった。

そして、脳の中枢に〝快楽領域〟が存在する可能性を示したのだ。

「感情」「行動」を遠隔操作した学者

●デルガード博士、闘牛の恐るべき実験

デルガード博士は、人間や動物の脳に埋め込まれた電極を通じて、微弱な電流を流すと、非常にはっきりとした特殊な感情、あるいは行動反応が起こることを、公の前で実験してみせた。

それは脳の特殊な部分を刺激してやりさえすればよかったのだ。

デルガード博士は、達者なショーマンでもあった。

彼の最も有名な公開実験は、次のようなものだ。広場で猛《たけ》り狂って突進してくる雄牛がいる。彼は、おもむろに手元の携帯無線機から牛の頭に埋め込まれている電極に向けて信号を発信、牛を急停止させたのだ。

このショーを録画したビデオは世界中で公開された。

デルガード博士は、人間の脳の中で電気刺激によって〝怒り〟や〝不安〟〝喜び〟〝幸福感〟あるいは〝激怒〟の感情を生み出す部分を、発見したのである。また、彼は脳のある部分を刺激すれば、その人間の主な個性をも変化させることを発見した。たとえば、そのような刺激により礼儀正しい貞淑な若い女性が、媚《こ》びを示し性的な積極性を示した。他の場所を刺激すると、今度は母性が見られなくなったり、攻撃的行動を示したりするのであった。

手短に言おう。デルガードは脳の分離区域を各々、電気刺激することによって、人間行動を根底から変えてしまったのだ。

彼はこの技術を精神疾患患者の行動を望ましいものにコントロールするために使おうとした。

彼は、実際、この技術をある患者たちに使ってみた。彼らはそれほど感情が侵されていなかった。だから、何が起こっているかは気づくことができた。彼らは、望みもしないのに、自分の行動が変わったと、報告している。

そして、そうし向ける電気信号の力に勝てなかった、と言うのだ。

この実験は、究極的には脳の快楽領域に電極を埋め込まれたラットの実験に通じる。ラットの前には、二つの押下げレバーがある。一つを押せば、餌が出てくる仕組みである。もう一方のレバーは、快楽中枢に電気刺激を与える。結果は――。

ラットは、常に、快楽中枢を刺激するレバーを押し続けたのである。彼らは、餓死寸前になっても「快楽のレバー」を押し続けた。

●「精神」は脳の電気刺激によって生み出される⁉

この実験は、大きく報道された。そして、この実験そのものが、生物の尊厳を傷付けるものだ、とみなされた。これには、暗に、人間の品位を損なうものという批判もこめられていた。

デルガード博士の実験は、露骨な敵意を買い、さらに科学者の学界からも攻撃の的になった。

そして、彼の著書『精神の物理的コントロール――心理文明の社会をめざして』が出版されるや、それは火に油を注ぐ結果となった。

この著書では、博士は彼の実験を要約し、彼の結論を述べていた。

デルガード博士にとって、精神とは、脳のみに存在するものにすぎなかった。

精神の存在を、なにか、脳から独立した実在と仮定することは、彼に言わせればナンセンス以外の何ものでもなかった。彼は、その頃、盛んに唱えられていた自由意志という概念を、拒絶した。そして、彼は、精神とは脳の電気的働きによって生み出される機能的実在である、と主張した。

それは、外的手段によって、操作されうるし――されるべき――実在であった。

脳は体全体と、すべての精神活動をコントロールしている。だから、脳への電気的刺激は、おそらく、人間行動を支配する主人となりうるだろう。

この電気刺激が、人工の装置と計画に基づいて行われたら――人間の行動がコントロールできるのか？　あるいは、されるべきなのか――議論はデリケートで誤解を招きかねない。

われわれは、どのようなコントロールが倫理的なのか、議論を深めなければならない。その効率性や、既存の手続きに配慮すべきだ。さらに、望ましい変化の程度とはなにか？　未来における他のコントロールの程度などについても、深く考えなければならない。

デルガード博士は、人間の精神コントロールを押し進めようとしているとみなされ、彼の本は、反発の嵐を巻き起こした。だが、明らかに、その生命の「機械論」的な概念は、それが、意識や精神、自由意志などといった分野にまで、拡大されていない限りは、有効だろう。

動物は本能的に〝快楽〟を求める

●キャンベル博士のデルガードへの反論

一九六〇年代初期、私はロンドンのド・クレスピニイ・パークの精神病研究所のH・J・キャンベル博士の研究を知った。キャンベル博士は、脳の快楽中枢に備わっている力を、公開実験したデルガードに反発を覚えた。とりわけ、ラットの実験の詳細があきらかになるにつれ、その〝恐るべき強制〟に不快感を感じた。彼は、電極の使用、さらに内部への刺激は不自然だと考えた。そして、彼は重要な疑問を、投げかけるのだ。

「快楽領域は、ふつうの生活の中で、どのようにして活発になるのだろうか？」

長期にわたる実験を積み重ねて、キャンベル博士は、次のような結論に到達した。

感覚を通じての新しい刺激は、すべて脳の快楽中枢を刺激しうる。

彼は実験で、動物たちに、刺激のスイッチを入れる方法を示した。ある場合、それは電灯のスイッチであった。水生動物の場合は、水のなかにやさしく電流が流れるようにするスイッチであった。最初、刺激スイッチを押す行為があたかも、快楽中枢に繋がっているかのように、動物たちが行動することに彼は気づいた。

たとえば、水生動物はくり返し快適な電流の流れる刺激装置の中を泳ぎ抜けた。

しかし、この行動は長くは続かなかった。ある時間がすぎると、それはゆっくりとした泳ぎになり、ついに、くぐるのをやめる。言い換えると、動物たちは〝満足〟したのだ。

そして、それ以上の感覚刺激を求めなくなったのである。

これは、脳に直接埋め込んだ電極刺激との、大きな違いである。

●人間は理性的思考で快楽を得る

キャンベル博士は、そこで次のような仮説を立てた。

神経系が進化して、より複雑になるにしたがって、快楽中枢が、感覚刺激によって活性化しつづける必要性が生じてきた。さらに、彼は低級動物に要求される感覚刺激は人間への刺激より、よりシンプルで、複雑でないと考えた。

最終的に、彼はこう推論する。進化は、いまだ続いている。そして、人類はしだいに快楽中枢を活性化する感覚刺激を必要としなくなっていった。いまや人類は、たんに〝思考能力の訓練〟や〝精神現象を補助する〟ものとしての感覚器の使用で快楽中枢への刺激の必要性を満たしているのだ。

キャンベルは、理性的思考の喜びのみに基づく理想社会を思いえがく。

その視点は、デルガード博士とはまったく反対の極にあった。

●実験動物の行動で発生した超低周波

私は、キャンベル博士の研究に興味を覚える。私自身が、サンショウウオの神経システムと、その電気的活動性の研究を行ってきたからだ。当時、水生動物のいわゆる電気感覚というものに関心が強まっていた。ある研究者たちは、このメカニズムは動物たちが水中環境の中で、餌を見付けるためのものだ、と考え始めていた。

だがそうした考えに、私は疑問を持った。それならばキャンベルの実験の動物たちは、単に食物を探していただけだろうか。十分に餌を食べたサンショウウオが、刺激装置の中を出たり入ったりして、はたして泳ぐだろうか。

キャンベル博士の実験で動物たちが刺激装置の中に〝止まらなかった〟ことより〝満足感〟を手に入れるためにいつまでも快楽装置のところを行ったり来たりすることが私には驚きだった。

キャンベル博士の実験で使用されたのは、直流（ＤＣ）電流である。

このことから、直感した。実際の刺激は、動物たちの装置内の往復行動によって引き起こされた超低周波（ＥＬＦ）の電気刺激ではないだろうか。

残念なことに、キャンベル博士は、私の手紙に対して、回答をしなかった。

さらに、科学的論文の形での報告も、見付けることはできなかった。

私はこれらの質問をあきらめたが、一方で、「快楽中枢への正常な刺激は、感覚器を通じて入ってくる」という彼の基本的考えは、正しいように思えた。

結局、人間も、他のいかなる生命体も、大脳皮質に電極装置を埋め込まれてはいないのだ。にもかかわらず、キャンベル博士の実験結果は、別の重要な結論を私に示していた。

一つは、彼が見逃した点、つまり低周波電磁場は、生物への感覚刺激となりうる、という事実である。

ハマー、ベイシャー、そして私が脳に影響する環境電磁波を探している時、デルガードとキャンベルは、脳への電気刺激によってダイレクトにこの問題に立ち向かった。

人はなんと言おうとも、デルガードは、研究の二つの道筋をいちどにもたらすやり方で彼の仕事を続けていたのだと私は信じている。

外部から低周波照射で「感情」を支配する

●脳への低周波刺激と精神コントロール

一九七〇年代の中頃より、デルガード博士はサントロ・ラモーニ・カハールのスペイン神経生理学研究所の所長を勤めている。彼の関心は、脳への直接の電気的刺激から、電磁波によるより広い生理的影響に移っていった。彼はサルの感情と行動に影響を与える特殊な周波数の電磁波の研究に取り組んでいた。もはや、埋め込み式の電極も、無線受信機も使わなかった。

彼は、自分の研究を科学雑誌などには発表していないけれど、それは漏れ聞こえてきた。一九八四年、私の友人、キャサリン・マコーリフが彼の実験室を訪ねた。彼女は、そのとき科学雑誌『オムニ』の編集者だった。彼女は、実験のいくつかを見学することができた。そして、彼女の印象は、一九八五年二月号の『オムニ』に掲載されている。

デルガード博士は、非常に弱い超低周波（ＥＬＦ）電磁波を使用していた。

それで、彼は実験サルを意図的に、眠らせたり、うつ状態の行動を取らせることができた。その実験で使われたサルの生活環境の電磁波は正常値の範囲をほんの少し変えられたにすぎない。

別の実験では、彼は実験動物の脳のある感情中枢の電気刺激効果を変えることができた。それは、事前にその動物の頭部を、別の超低周波（ＥＬＦ）磁場で照射しておいたからである。

デルガード博士も述べているように、このような電磁波の照射によって発生する脳内電流は、神経細胞を刺激したり、電極で直接刺激するために必要な電気の何百分の一という弱さなのだ。

残念なことに、特殊な周波数の電磁波が、つねにある行動を引き起こすのかどうか、まったくわからない。また、それ以外の要因があるのかもわからない。マコーリフは、カーテンの外側から覗き見ることが許された程度であった。

彼女に私は色々質問してみた。しかし、彼女には答えられなかった。そこで、これらの質問はデルガード博士に直接出してみたが、まだ返事は届かない。

●人間精神と超低周波との深いつながり

脳の「機械論」的な概念は、電気回路のようなものである（194頁図1参照）。ただし、学習と体験によりその回路パターンを自由自在に変えることができるということを本質とする。

このシステムで情報は神経の興奮によってのみ、伝達される。それは、視覚、聴覚あるいは脳の各部分間の情報であるかを問わない。さまざまな感情とは、特定器官から、脳の特定部位へ、回線を伝ってきた信号の結果にすぎない。このようにたんに信号のひとつのタイプに基づいているシステムは、デルガード博士の実験のような極めて弱い超低周波（ＥＬＦ）を、浴びても混乱させせられるようなことはない。超低周波は、松果腺とおそらく磁気器官の機能を変化させることができる。

しかし、その変化は化学伝達物質（メラトニンやセロトニン等）の変化に反映されるのである。従って行動力あるいは感情的な変化は、少なからぬ時間を要することになる。

超低周波が、視覚システムに、なんら変化を与えないのは明らかだ。たとえば、六〇ヘルツの高圧線の真下に立っても視覚変化は起こらない。ただ、耳にブーンという音が聞こえ、皮膚表面に静電気の変化を感じるだけだ。それ以外に、全体的な感覚の変化は起こらない。

一方で、このような高圧線から出る電磁波は気持ちを落ち込ませたりすることが、知られている。しかし、それは長期間被曝したときのみに起こる現象だ。

おそらく松果腺とメラトニン分泌を経由して起こっている現象だろう。

電磁波の知覚による超低周波のいかなる影響も電磁波の概念から説明するのは不可能である。しかし、デルガード博士の観察では超低周波照射の直後、すぐ行動変化が起こっている。これは松果腺のゆっくりとした化学反応では説明できない。超低周波電磁波と精神とのつながりはより深いものがあるにちがいない。おそらく、はるか昔から培われた、内部の直流（DC）電流系によるものだろう。

●意識喪失を起こす電磁波と脳内電流

この体内の原始的な直流（DC）系は、超低周波（ELF）発振を含んでいる。これは情報の流れに関係があるように見える。そして、その機能は、外界の超低周波に影響されやすい。

およそ意識の脳波（EEG）パターンは、原始的な脳中枢内の直流（DC）電流によって規定される。意識喪失は、この流れを遮断することで起こる。または、外部から適度な直流電流を与え、この流れを反対向きにしても同様のことが起きる。また、強力で、一定な電磁波を作用させても、同じ意識喪失を起こせる。

意識喪失の度合い（EEGのパターンで判定）と、与えられた電流の量との間には、おおよその相関関係があるように見える。

一九六〇年代、私は、体内の直流（DC）電流に、多様な超低周波（ELF）を加えることで、意識にどのような影響が現れるかを、研究していた。

（図１）

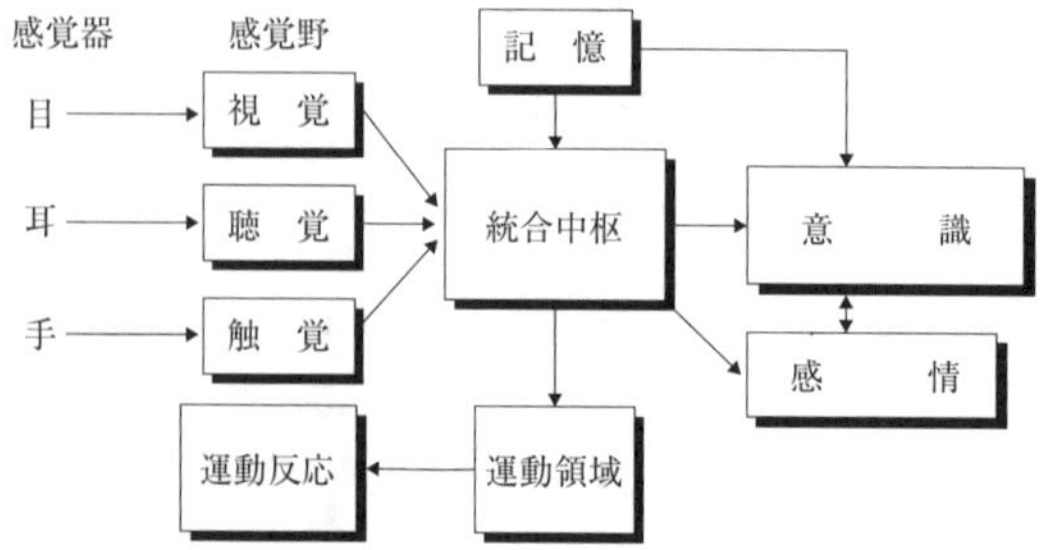

単純化した脳の電線回路図。実際は、より多くの領域と部分がある。感情は、特定の“感覚野”に“接続”されている。“意識”とは、すべての感覚や記憶という情報の統合化された総量である。このシステム全体は（神経興奮という）同じ信号によって、機能している。異なった機能は単にこの回路図の違いによるものだろう。

そして、どんな電流レベルでも、大きな意識喪失が起こりうることを発見した。たとえば、極めて低レベルの一ヘルツ超低周波を、直流電流に加えると、記憶の喪失が引き起こされる。(一ヘルツ低周波だけでは、意識に影響は現れない。同じ強度の直流（ＤＣ）電流も、まったく意識喪失とは無関係。しかし、この二つが一緒になると、強力な変化をもたらす)

私は、後に一〜一〇ヘルツの低周波なら、だいたい同じ効果が現れることに気づいた。

しかし、一〇ヘルツを超えると、周波数に反比例して、効果はなくなっていった。

二〇〜三〇ヘルツ辺りまでになると、直流（ＤＣ）電流だけより、効果も低くなった。

この実験から、二つの重要な結論が導かれる。

第一は、脳内の、意識に関わる直流（ＤＣ）系は、非常に低レベルの超低周波（ＥＬＦ）に、感受性がある。

第二は自然発生した地表微弱低周波と似た周波数域の超低周波（ＥＬＦ）のみ影響を与える。

●記憶、論理、創造——〝精神の母屋《おもや》〟

二重神経システムという概念、つまり脳内の原始的直流（ＤＣ）アナログ系と、それに重なる高度なデジタル系の神経波動システム、この二重系の概念は、超低周波効果の観察で確固としたものになった。

脳内の直流アナログ系は超低周波に影響される。事実、自然界の超低周波によってしばしば妨害され、大きな影響を受ける。これも、その機能の一つの現れといえる。

超低周波の、意識と行動を変化させることができるその能力は、次のことを示している。

つまりアナログとデジタルの両システムの出会いが、より高度の神経機能を形成しているだ。

この高度な神経機能は、機械的な回線モデルでは説明のしようのないものだ。

デジタル神経系によって、われわれは「見る」「聞く」「臭う」「味わう」「感じる」等の五感を働かせることができる。このデジタル系が、「成長」したり「治癒」したりあるいは外的世界の周期に「従属」する原始的情報系、すなわち直流アナログ系の幼児だとしたら、そこに交差する点がなければならない。この二つが出会う場所、これこそ〝精神の母屋〟ではなかろうか。記憶の、論理の、そして創造の〝場〟なのではないだろうか？

精神と脳の二重性——。これは、何世紀ものあいだ、科学に対する哲学的な挑戦であった。いま述べた二重神経と脳のシステムは、この何百、何千年来の挑戦に対する、一つのまったく新しい見方を指し示している。

この研究の奥には、より深いものがあるだろう。どうも、われわれは、自分の好みで、思った通りの者になれるといった自由なる存在ではなさそうだ。われわれの思考と行為は少なくともある程度は環境内の電磁波に左右されるのだ。この電磁波を、われわれは感知できない。だから、われわれは、その脅威にいつまでも気づかないのだ。

この問題の暗部は、人間精神をコントロールできる可能性である。

この仮説は、デルガード博士が一九六九年に、この可能性を最初に提起したときよりも、はるかに重大だ。

政治的、軍事的意味あいからも、この重要性は無視できない。

それどころか、明らかにこれら政治的、軍事的な方面から注目されてきたのだ。

次章では、内部世界と、外部世界との間の複雑な相互作用を探求してみよう。

第Ⅵ章

電磁波被害メカニズムを解明する

電磁波の害は、タバコの害以上に明らかだ

●科学者たちは余りにも無知である

生命の始まりから生物は地球の自然な磁気と、いかに関わって生きてきたかを見てきた。

さらにわれわれは、個々の細胞や個体が、地磁気の自然周期から、時間の情報を感知し取り出しているかを見た。一方、人類は電磁波を電力と通信の手段に利用してきた。これがかつて存在しなかったような異常な磁気環境を生み出してしまったことも、見てきたのである。

これら異常な電磁波は重大な生物学的影響を与える。いまやそれら証拠はたくさんある。なのに古典的物理学者は、電磁波が生物学的影響をおよぼすメカニズムにまったく無知だ。

これが、物理学者や技術者たちの多くが、これら生物学・医学的データを正当評価することにまったく乗り気でなかった主な理由だ。

これらデータは、いまやタバコと肺ガンの関係と同じように、決定的であるのに……。

このタバコと肺ガンの関係も、ただ疫学的研究にのみ基づいたものだ。

電磁波の分野で、われわれは疫学的研究と実験室での研究の両方を積み重ねている。

これらデータは、異常な電磁波は健康面のリスクを増大させることを指摘している。

しかしながら、なんら有効な対策も取られていない。表向きの理由は、電磁波で発生する作

用メカニズムがはっきりしないから、というものだ。責任ある政府機関は、電磁波の生物学的影響の報告を不当に低くみなしている。因果関係の科学的証明のための基準をあまりにも厳しくし、事実に目をつぶっているのである。

●人間は水を満たしたヤカンか？

そこでは〝危害立証の科学的基準〟なるものが、もっともらしく述べられている。

問題のひとつは、生物学的、医学的データの評価が生物学の知識のない技術者たちの手にのみ委《ゆだ》ねられてきたことだ。電磁波による障害メカニズムを研究しようにも、彼らは生き物のメカニズムを、死んだ物質と同じように考えていた。さらに呆れたことには、人間など水を満たした銅のヤカン程度に見ていたことだ。その結果、微妙な生理機能の変化や、個体レベルに対する細胞レベルの影響の差異など、まったく無視されてきた。

この章では、一個の細胞と生体全体がどうやって電磁波から影響を受けているかを証明する先駆的理論について考えてみたい。

従ってこの章は、他章より、さらに技術的にならざるをえない。

あまりに難しいと感じられたら、これは付録と考えていただいても結構だ。

しかし、ここで提示される情報は、たとえば細胞分裂の謎、自然治癒の神秘、そして、超感覚的知覚といった未解決の謎を解く鍵となろう。

●物理的〝説明〟の落とし穴にはまる

最初、われわれが電磁エネルギーを使用しはじめたとき、電磁波スペクトル全体は、二つの部分に分けられることをすでに知っていた。可視光線以下の周波数は、人体の化学的構造にイオン化（電離）を起こすには、パワー不足であった。そして、可視光線より高い周波数は、イオン化の十分なエネルギーを備えていた。（201頁図1参照）

イオン化とは、強力な電磁エネルギーによる原子や分子のかく乱である。それは物質から電子を放出させる。その結果、原子も分子も、電気的に不安定になる。そして、一定単位の電荷（イオン）を持つ。この状態を〝イオン化された〟と呼ぶ。このようなイオン化した分子は化学的に非常に活発で、異常な化学反応をする。それが生物細胞を傷付けるのだ。

このように物理学的見地に立つと、電離放射（電離作用をもつ放射線には、高速帯電粒子、中性子、γ線、X線、紫外線などがある。いずれも生体に有害であることは広く知られている。）がどのように生理的影響をもたらすか理解が容易だ。

●「非熱」「発熱」議論のコッケイさ

一方、この同じ見地に立つと非電離（非イオン化）放射には、従ってこのような生物学的な影響はないということになる。そのため非電離放射線には「衝撃」あるいは「発熱」の生成以外に、生物学的な影響を与えるものはありえない……と考えられていた。

（図１）

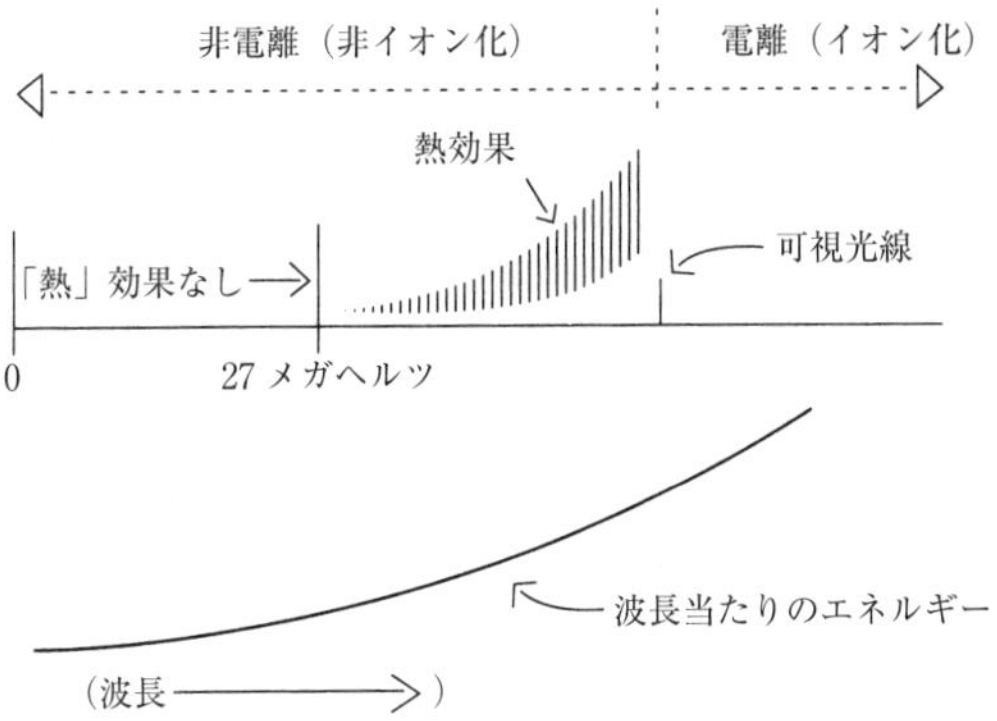

単純なスペクトル別にみたエネルギーと理論的な生物学的効果との関連性。27メガヘルツ以上で、熱が発生している。振動数の増大とともに、発熱量も増加している。27メガヘルツ以下では、発熱は起こらない。その結果、生物学的効果も現れない。ずっと上の可視光線は、さらにスペクトルを電離、非電離に区分する。可視光線を超える波長（紫外線から）は、電離（イオン化）が可能である。一方、可視光線以下の周波数だと、電離効果がない。

（図２）　アンテナ理論の概念

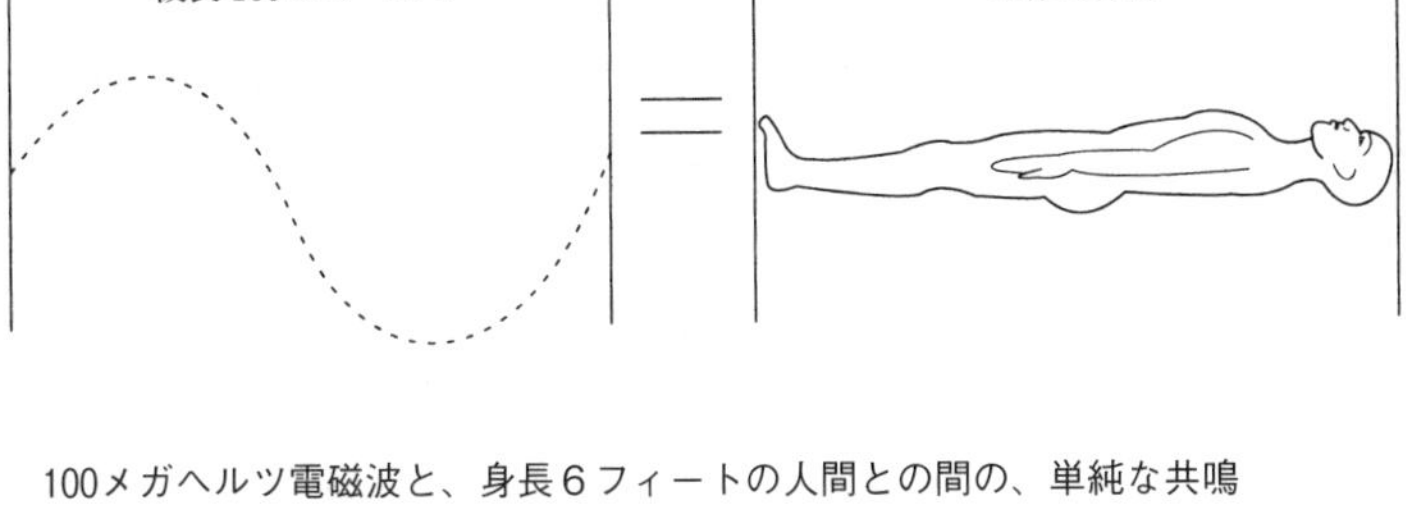

100メガヘルツ電磁波と、身長６フィートの人間との間の、単純な共鳴

一九〇〇年代の初め、人類の技術は、電磁波スペクトルの非常に低い周波数域に限定されていた。たとえばラジオは、二、三〇〇〇ヘルツで作動していた。しかし、技術が進歩するにしたがい、われわれは、だんだん高い周波数をラジオ送信に使用していくようになった。

そして、偶然に、二七メガヘルツ（二七〇〇万サイクル）の周波数以上になると、人体の組織を加熱するのに十分なパワーがあることを発見したのだ。このことから、次のことがわかった。どんな電磁波に含まれるエネルギーも、その周波数に比例する。周波数が高くなるほどに、そのエネルギーも強くなる。逆もまた同じであるという法則だ。

実用的な目的から電磁波領域の分割ラインは熱発生するこの二七メガヘルツと決められた。ゆえに、二七メガヘルツ以上では周波数に比例して、より大きな「熱効果」を発揮する。一方、二七メガヘルツ以下では、その効果は少なくなっていく。

この事実は、またしてもイオン化で起こったのではない生物学的影響は、発熱によるものにちがいない、と解釈されたのである。

●喜劇的〝アンテナ理論〟と発熱効果

〝アンテナ理論〟（201頁図2および第Ⅳ章132頁参照）は、電磁波による熱以外の影響、すなわち「非熱効果」を説明するために最初に試みられた理論である。

実は、この理論が、ずっと「非熱的効果」をいまだに「発熱効果」と同様に説明しているのだ。そこでは、こう仮定された。電磁波照射によって人体に伝わるエネルギーは、その周波数の波長が人体と同じ長さのときに最大となる。このようにして、発熱レベル以下の強さの電磁波でも、体を暖める効果がある、と見なされたのである。

もちろん、この発想には問題がある（一つは、いつでもわれわれは横になっているわけではない！）。にもかかわらず、米環境保護局（ＥＰＡ）は、この考えに非常に関心を示した。なぜなら、人体に影響を及ぼすと見られる周波数は一〇〇メガヘルツだが、この周波数は、ちょうどＦＭ放送局への割り当て電波（八八～一〇八メガヘルツ）の中間にあたったからだ。

この電波は、環境中に溢れている。

しかし、すぐに、人間は電波発信機に非常に近づき、さらに十分な出力の電磁波を浴びないかぎり、人体組織の発熱は起こりえないことが指摘された。

これは、たとえ人体に（アンテナ理論で）共鳴現象が生じたとしても同じことだった。

熱は、分子の運動である。分子の速度が速くなれば、それだけ熱が発生する。

あらゆる物質を構成する分子は、常に一定の動きをしている。周囲の（環境の）温度によってそれぞれの動きを続けている。この動きは、とまらない。これは華氏零度よりはるかに低い温度だ。絶対零度以外では、人体の分子は、だから常に体温に比例して振動し続けている。

これは〝ＫＴ〟あるいは運動温度と呼ばれる。熱が生物学的な影響を現すには、分子をより速く動かすために十分なエネルギーが伝達されなければならない。環境中に発信されているＦ

M電波エネルギーは、単純に考えても、この運動温度以上に分子を動かすには、不十分だ。ゆえに、FM電波は、まったく体温を上げることはできない。

それは、人間が横になっていようがいまいが関係ない。

●問題は発熱現象のみではない

FM電波のような、いわゆるマイクロ波は人体の構成分子を共鳴させることで熱を発生させるという仮説に立てば、人体は照射されたマイクロ波の波長と、共鳴するサイズの人体構成分子の振動を起こすことで発熱効果を生じる。残念ながら、そういうことはありえない。

しかし、マイクロ波の発熱現象は、水分子の動きの増大によって、実際に引き起こされる。

この事実は、先のアンテナ理論家たちを悩ませることになった。水の分子は、マイクロ波に共鳴するには、あまりに小さすぎる。事実、水は赤外線によって、暖められる。赤外線はマイクロ波より、はるかに短い波長だ。このとき、われわれは、マイクロ波が、どうして熱を発生させるのか、まったくわからなくなってしまう。

どこにでもある電子レンジでさえ、熱を発生させているのに……。

いくつもの、理論が考え出されたが、興味のある方は、最近の『サイエンティフィック・アメリカン』誌に掲載された、ジェール・ウォーカー博士の論文を参照されるといいだろう。

"見えない" 力が細胞を破壊している！

●神経細胞からカルシウムイオン流出

それはともかく、この発熱問題は、海軍のサングイン研究（第Ⅳ章141頁参照）の結果が公にされるや、問題はより深刻となった。電磁波放射中エネルギーは周波数に比例し、四五ヘルツ、六〇ヘルツ、あるいは七五ヘルツという低周波では、いかなる「熱効果」も、起こりうるはずはない。

ところが、サングイン研究では、人体の重大な機能変化が示唆されている。後に、六〇ヘルツに対しては、他でも追試された。そして、さらなる生物学的な変化が確認された。このときまで、技術者たちは、生物学者とは、なんと程度が低く、頭のおかしい連中だ！　と思い込んでいたかもしれない。しかし、物理学者たちは、そうではなかった。

ロウマ・リンダ大学のスーザン・バーウィンとW・ロス・アーディ。この二人の医師の研究が、この状況に一つの指針を与えてくれる。

一九七六年、二人は培養基の中の生きている神経細胞に一六ヘルツの電磁波を当ててみた。その結果、細胞から相当量カルシウムイオン（Ca^{++}）の流出を観察した。他のいくつかの研究室でも、この結果を追試して同様結果を得ている。このカルシウムイオン放出は、実際に超低周波による影響であることが、確認されている。

ただし、彼らの報告ではこの現象はほんのわずかに異なる周波数で起こっている。この放出は偶然に起こったものか、あるいはなにかいまだ明らかになっていない隠された原因があるのか、それをめぐる議論はしばしば過熱するのみであった。

●ヒントとなる核磁気共鳴現象

核磁気共鳴は、今日では医療での診断機器としてよく知られている。これら機器は「磁気共鳴イメージング」（CTスキャナー）あるいは「MRI」と呼ばれる。

一九八二年、イギリスのソルフッド大学のA・H・ジャファー・アジル博士と、彼のスタッフは、酵母菌が核磁気共鳴現象と電子の常磁性共鳴（普段は磁化状態ではなく外部から電磁波を浴びたときその方向へ磁化を示す性質。）の両方を示したという報告を行った。これらの共鳴現象は、細胞が生きているか死んでいるかで異なっていた。

また、彼らは、生きている細胞が核磁気共鳴にさらされると、通常の二倍の速度で分裂することを発見した。そして、分裂した細胞（娘細胞）は、通常の大きさの半分しかなかった。

おそらく、より複雑な共鳴現象が、結局はその原因の一部をなしているのだろう。

核磁気共鳴のような複雑な共鳴の特徴は、その電磁波エネルギーが、すべての体細胞の間に拡散するのではなく、（ある原子の核のような）一つの物理的対象に集中している点である。

一九八五年、米環境保護局（ＥＰＡ）のカール・ブラックマン博士とオークランド大学のエイブラハム・リボフ博士は別々に研究し、ジャファー・アジル博士と、先述のバーウィン、アディ両医師の実験の追試を試みた。そして、次の結論を得た。

つまり、これら結果の違いは、各々研究所の存在する地域の一定強度の地磁気が隠れた決定要因になっていたのではなかろうか。つまり、各々の報告で、異なった周波数がリポートされたのは、研究所の場所ごとに地磁気が異なっていたからだというのである。

ブラックマンとリボフは、そこにあるメカニズムは、「サイクロトロン共鳴」と呼ばれる特殊タイプの共鳴現象だろうと推測した（これは核物理学で言う粒子加速器の初期型「サイクロトロン」とは、無関係である）。

二人は、サイクロトロン共鳴の数式を局所的磁波の各々の強度とともに各実験室から報告された異なる周波数に適用して、同じ結論を得ている。

「サイクロトロン共鳴」すべて謎は解けた！

●カルシウムイオン放出と「サイクロトロン共鳴」

サイクロトロン共鳴は、いくらか単純すぎるかもしれないが、次のように説明できる。

荷電粒子、あるいはイオンが空間中の定常磁場に置かれる。すると、それは磁場と直角方向に、円または螺旋運動を始める。その回転運動スピードは、①荷電量と、②粒子の質量比、そして③磁場の強さによって決定される。

われわれは、方程式によりこの回転の周波数（一秒当たり、粒子が何回転するか）を知ることができる。その方程式は粒子の（荷電／質量）比率と、磁場強度との関連から導きだされる。もしも、振動する電場が、正確にこの周波数で、磁場と直角方向に加えられるならば、エネルギーは電場から荷電粒子に移行する。もし、電場の方向が、ほんの少し、直角方向とずれていたらどうか。粒子は螺旋状に動くだろう（209頁図3〜5参照）。

われわれは、電場の代わりに、振動する電磁波を代用することもできる。

しかし、それは定常磁場に対して平行に加えなければならない。こうして、やはり「サイクロトロン共鳴」を生み出すことが可能なのだ。

定常磁場と一緒に振動する電場か磁場がありさえすれば、これらが荷電粒子に働きかけるので、「サイクロトロン共鳴」は、いつでも発生させることが可能だ。

●細胞が〝破壊〟されるメカニズム

カルシウムイオン（Ca^{++}）の放出も、当てられた電場（電界）の周波数と、各々離れた場所に存在する研究所実験室の地磁気との間で「サイクロトロン共鳴」が起こった結果なのだ。

（図３）

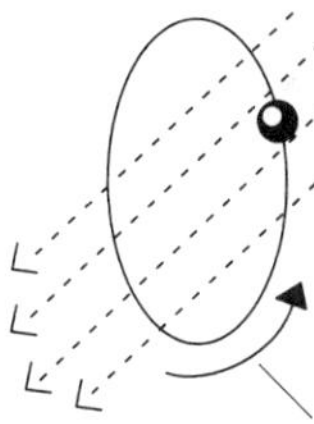

定常磁場と直角方向に旋回運動する荷電粒子。旋回軌道上の回転速度は粒子の荷電量／質量の比と、磁場強度によって、決定される。磁場強度が弱まれば、旋回スピードもゆっくりとしたものになる。

（図４）

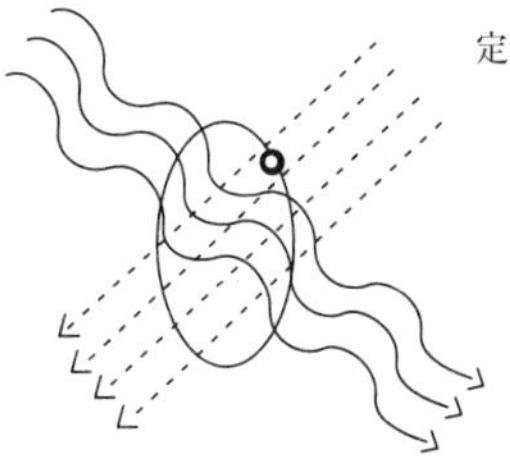

磁場に、直角に振動する電場を当ててみる。その振動数を粒子の回転スピードと等しくすると、電場からエネルギーが、粒子に移行する。

（図５）

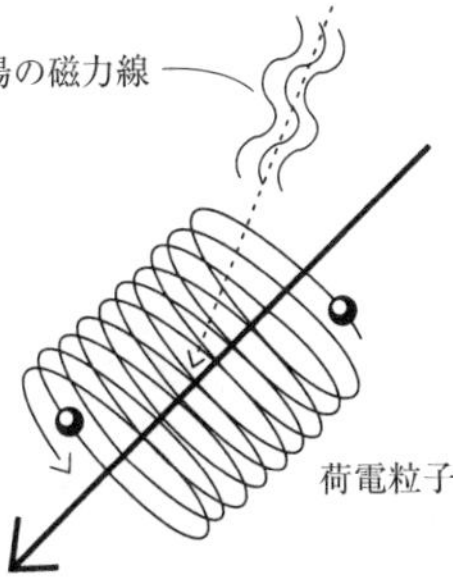

周波数90ヘルツ以下で共鳴する電場を定常磁場に当てることによって作られたらせん運動。

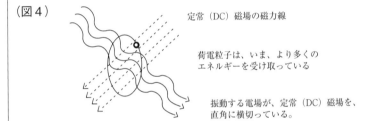

生きている細胞活動は、次のようによく知られたイオン等の荷電粒子によって営まれている。それはナトリウム（Na^{+}）カルシウム（Ca^{++}）カリウム（K^{+}）などである。

これらは細胞膜上で活動したり、細胞膜を通過したりしている。「サイクロトロン共鳴」は、これらのイオンにエネルギー伝達することができる。

そしてイオンをより素早く運動させる力を持つのだ。

これら効果は、生きている細胞機能を変化させ、さらに、イオンの細胞膜透過を容易にする。その結果、より多くのイオンが細胞膜を通過することになる。

そしてより大きな影響が現れてくるのである（それは細胞自体の破壊である。訳者）。

●電磁エネルギーが運動エネルギーに

「サイクロトロン共鳴」は、それ自身は機械的な働きである。しかしこの働きと、地磁気と共に動く極めて弱い電磁波が主な生物学的影響をおよぼすメカニズムを説明する。

「サイクロトロン共鳴」によって与えられた電磁場エネルギーを生物学的に重要なイオンたとえば、ナトリウム、カルシウム、リン、リチウムなどの粒子に集中させる。

これが電磁波が生物に影響をおよぼす仕組みである。

「サイクロトロン共鳴」の方程式は、また、つぎのことを示す。

定常磁場強度が減少すると共鳴に必要な、振動電場や電磁波の周波数も同様に減少する。

このことは、地磁気の平均強度（〇・二～〇・六ガウスの間）を、方程式で計算したときとりわけ重大だ。なぜなら、この計算によると生物学的に重要なイオン振動発生に必要な振動電磁場の周波数は、超低周波（ＥＬＦ）域にあることがわかるからである。

●実験が証明した恐るべき事実

ゼロから一〇〇ヘルツという超低周波（ＥＬＦ）領域は、われわれの電磁波環境でも、最も重要な部分を占める。マイクロ波を含む、より高い周波数を復調（検波）することができる、われわれの体が、なによりもそのことを実証している。

「サイクロトロン共鳴」によって、正常、異常を問わず電磁波が、どのようなメカニズムで生物学的影響をもたらすかを、われわれは正しく理解することができる。

ジョン・トーマス博士、ジョン・シュロット博士、そしてエイブラハム・リボフ博士。この三人はアメリカ海軍の医学調査センター（メリーランド州、ベセズダ）に勤務する医師である。彼らがリチウム・イオンと共鳴させるような電磁波を当てられたラットを使用して、最初にこの理論を実験した。彼らがリチウムを選んだ理由は、それが脳内には、自然な状態では、非常に少量しか含まれないからだ。

リチウムは、鎮静効果をもつ。だから、躁鬱病患者の躁状態のときの薬物療法に使われる。トーマスと、彼の同僚は次のような予想をたてていた。正常に存在するリチウム・イオンへ

（図６）

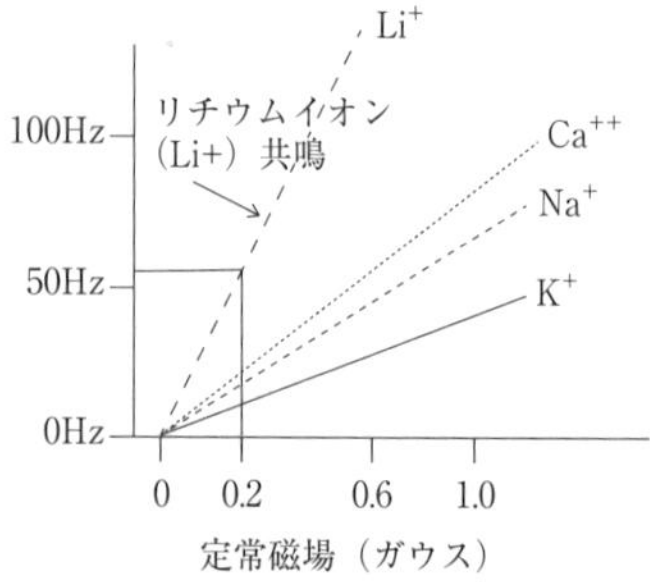

定常磁場の強さ（横軸）と、いくつかの重要なイオンに「サイクロトロン共鳴」を発生させるために必要な振動電場の周波数（縦軸）との関係。トーマス、シュロット、そしてリボフの実験によれば、60ヘルツの振動電場は、リチウムイオン（Li^{+}）に「サイクロトロン共鳴」を起こすために、0.2ガウスの定常磁場を必要とする。地磁気の強さの自然な範囲は、地方で異なるが0.2から0.6ガウスの間である。

の「サイクロトロン共鳴」効果は、このイオンのエネルギーレベルを引き上げるだろう。

そして、医学的なリチウム投与と同じ効果を、生み出すのではないか？　従って、電磁波を当てられたラットは、コントロール群のラットより、落ち込んだ行動を示すにちがいない。

この研究は、ニューヨーク州送電線プロジェクトの資金援助のもとに行われた。

そのために、トーマスら研究者たちは、送電に使う六〇ヘルツ振動数の磁場を使用した。それに対するコントロール群の自然環境磁場は〇・二ガウスとした（地磁気でも、最も低い値だ）。

この組み合わせはたしかにリチウム・イオンに共鳴現象を引き起こす（図６）。

この共鳴域にいるラットは、行動がずっとにぶくなった。そして、電磁波を当てられていないコントロール群ラットより、はるかに受け身で従順になった。

これは、ちょうどラットが大量のリチウムを投与されたときとまったく同じ状態であった。

それ以来、多くの実験が行われた。

これらはすべて「サイクロトロン共鳴」理論を支持するものであった。

●すべてを動かす「共鳴」現象の神秘

この理論は、ここで議論するにはあまりに複雑な形で発展してきた。

この理論にいくつかの批判も生じているが、枝葉末節をとらえたもので、この概念全体の偉大な価値を揺るがすものではない。

この理論は、その他の複雑タイプの共鳴現象が、同じように重要な生物学的影響を与えない、と言っているのではない。たとえば、核磁気共鳴や電子常磁性共鳴がそれである。

これらも、おそらく、同じ生物学的影響を与えているはずだ。

ただ、現時点では、十分に研究されていないだけだ。

この「共鳴理論」全体の重要性は、いくら強調してもしすぎることはない。

これは単体細胞や、松果体のような特定の器官が、何によって電磁場からの情報を得ているのか、その論理的メカニズムを指し示している。

この理論は生物と正常な地磁気環境との間の基本的関係についてもあてはまるようだ。

一九八四年、私はつぎのような問題提起をした。自然な定常磁場と地表微弱低周波の周波数との間に発生する共鳴は、細胞分裂の時間的メカニズムに影響を与えるのではなかろうか。「共鳴理論」は、出力ではなく周波数に基づいている。そのために、消えるほど微弱な電磁波からの影響も認めていた。たとえば、一九七八年、ソ連のクリミア医学研究所のユー・アシュカソバ博士が、このようなほとんどゼロに近い微弱電磁波の影響を観察している。

太陽からの電磁波は、扇型の領域に区画化されている。ちょうど、オレンジの実が区分けされているようなものだ。各々の区画は、内外に向いたそれぞれ固有の電磁波を持っている。従って太陽が回転すると、それぞれの区画の境界線が、地球と太陽を結ぶ線と交差して、あるわずかな変化が起こってくる。

アシュカソバ博士は培養基中のバクテリア増殖速度に、あるリズムがあることを観察した。それは、ちょうど太陽の各々の区分境界線の通過するリズムに符合するものであった。これは、地表の電磁波変化としては、ほとんど表現できないほど小さな変化であった。

●生物学的共鳴とその働きを探る

電磁共鳴理論——。これはなかなか好奇心をそそる概念だ。いまだよく解明されず論争の的になっている事象の謎を、解きほぐしてくれそうだ。

たとえば、超能力（第六感）、あるいは、病人を診断したり、治療する〝治療師〟の謎。これらの謎が実際、人間に起こるとき、本人は気づかぬうちに生まれ備わった生物学的なメカニズムを機能させているのではないだろうか。それは思うにちょうど電磁共鳴のような現象なのではなかろうか。

ＭＲＩ（核磁気映像装置）は、「サイクロトロン共鳴」と同じ原理に基づいている。「サイクロトロン共鳴」は定常磁場と荷電した分子や原子を活性化する振動電場の二つを必要とする。

これに対して核磁気共鳴現象は非常に似ているが原子核が共鳴するところが別である。

今日、核磁気映像機に使われているのは、体の中の水素原子の核共鳴現象である。磁場と電場の二つを使って水素原子核にエネルギーが送られる。映像は、水素原子核の共鳴現象によって結ばれる。

そのメカニズムは、まず、水素の原子核を活性化させる。つぎに、共鳴させる場をストップさせる。すると、原子核は、急に不活性状態に戻る。そのとき、それまで与えられたエネルギーを放出する。それを電磁信号としてとり戻すのである。その信号が、映像として感知される……という仕組みである。

●臓器の共鳴波形で映像を読み取る

理論上では、あらゆるタイプの共鳴を同じように使うことができる。

電磁波がうまく組みあわされて、エネルギーが体の特定臓器に伝達されたなら共鳴状態は生みだせる。それから、電磁波スイッチを切り替えると、活性化した臓器は、電磁波形でエネルギーを放出するので、それを適当な装置で、映像として読み取ればいいのである。

診療面での核磁気映像の利用においては、このプロセスは何度もくり返される。返ってくる信号はコンピュータに記憶され、それは次第に体の中の三次元映像にまで、組み立られていく。異なる器官は、水分の含まれる水素原子の配分違いなどで、映像化されるのである。

ガン細胞組織の水素原子核は、正常な組織のものと異なる信号を返してくる。診療用核磁気スキャナーは非常に強力な磁場を使用する。それに対応する共鳴用に、非常に高い周波数の電場を使う。これは、非常に解像度の高いイメージを得るためである。

低出力の磁場と、低周波数では、画像は結んでも、細かな部分はぼやけてしまうのだ。

ハンド・パワーとMRIは同じ原理

●磁気共鳴と治療現象の神秘

治療師《ヒーラー》で自分の手を患者にかざして、病気の場所や経過を診断するものがいる。

彼はその手の平からあるタイプの電磁波を出しているのだ。

私はこう理解する。治療師から出ている電磁波は、体のどこかの部分の電磁共鳴を引き起こしている。そして、治療師は返ってくる信号を感知している。治療師は戻ってくる信号によって次第に心の中に患者の体内イメージを映像化していくのである。ちょうど、核磁気映像機と同じメカニズムが働いているのであろう。ただし、その解像度はずっと低いものであろうが。

この理論に立てば、なにも患者の体内水素イオンが標的である必要はない。

それはいくつもある生物学的に重要なイオンのひとつかもしれない。

酵素やペプチドのような特殊な分子でもかまわないのだ。

治療師は、どうして病巣を診断することができるのだろうか？　それは病気のある組織から返ってくる信号を手の平で感知するからだ。その信号は正常な組織からのものと異なるはずだ。この違いは、正常量の標的イオンあるいは粒子からのズレ、または同じイオンや粒子の電気的状態によって起こる。

同じ理論によって治療師がなぜちゃんと治療ができるのかも説明可能かもしれない。

もし、この理論が実証されたなら、特殊な医学的に有用な装置を開発することもできるだろう。われわれは病理の範疇《はんちゅう》だけで特殊イオン刺激を考えるべきではない。治療師により発せられた電磁波と体内に内在する電子的コントロールシステムとの間の、ある共鳴現象をも考慮する必要がある（それは、その後「波動測定装置〈メタトロンなど〉」として、開発されている。訳者）。

●ハンドヒーリングは極めて科学的治療法だ

これらの電流の流れは、消えていきそうに微弱かもしれない。

にもかかわらず、それは体内組織の中に局所的な直流（ＤＣ）磁場を作り出す。これら磁場は、治療師が発した周波数と合わさって、その他の荷電粒子の共鳴を導き出すことができる。

この理論は複合共鳴現象に基づくので、地磁気もこの中に含まれているにちがいない。

治療師が発する微弱な電磁波は適度な超低周波（ＥＬＦ）磁波の中に置かれる。地球の磁場は、昼夜の周期で異なるので、共鳴周波数域も微妙に変化していなければおかしい。

治療師の発する周波数も、それにしたがって変化しているはずだ。

しかし、治療師に周波数発信機のような精度や能力を期待するのも非現実的だ。

だから治療師から出ている可能性のある周波数域は、おそらく地磁気の定常磁場の自然変化の範囲内に限られるだろう。

もしも、この理論が正しいとすれば、治療師たちは地磁気が非常に穏やかな時期には、より正確に診断を下し、病理的にもめざましい治療効果を見せることができるはずだ。

逆に、磁気嵐の時期や、人工の高出力磁場にさらされたり、超低周波（ＥＬＦ）が周囲にあって邪魔されると、反対にその診断能力などは、損なわれるだろう。

ただし、これら現象のうち一つとして治療効果との関係でまともに研究されたことはない。

●超能力、超常現象も説明できる

われわれの知る無線通信システムは、すべて共鳴現象を利用したものだ。

われわれがラジオの選曲ダイヤルを回すときは、内部回路の共鳴する周波数を変えているにすぎない。そして、目的の信号のみを受信するのである。このシステムは、磁気にはそれほど感じないが、磁気嵐のときは例外だ。それは（地球の）電離層の特性を変化させ、特定周波数の受信障害の原因となったり、普段よりはるか遠くの信号が聞こえたりする。

超常感覚（ＥＳＰ）の現象は、〝生物学的ラジオ〟と密接な関係があるとされてきた。

それによると〝送り手〟は〝受け手〟に感知される電磁波を送信することができるとされる。

しかし、ラジオ装置技術でこの現象を説明することは、むずかしい。送信距離のネックを説明するのが困難なのだ。人間の脳から測定可能な電磁波が発信されたとしよう。

しかし、これらはほとんど（遠距離では）感知不能である。また、〝送信機〟と〝受信機〟の同調回路も特定されていない状態では説明は不可能である。

しかしながら、われわれは、いま多様なタイプの超能力は地磁気が穏やかなときによく現れることを知っている。また、逆に地磁気が乱れているときには、この能力も阻害される。

この発見は、一九八六年に開催されたアメリカ心理学会の年次総会の超（パラ）心理学部門で、マイケル・パーシンガー、マーシャ・アダムス、アーリンダー・ハラルソン、そしてスタンレー・クリプナー医師らによって、発表された。彼らは各々独自の研究を進めていた。

その研究手法もそれぞれ異なる。にもかかわらず、全員がまったく同じ結論に到達した。つまり、超常感覚現象は、地磁気の乱れによって妨害されるというのである。

この関係は、ある複雑な共鳴現象が関与していることを示している。

地磁気の電磁波は、超常現象の一定要素なのである。共鳴プロセスでの鋭敏な感受性は、むろん超常感覚を助けているはずだ。含まれる極めて微弱レベルの信号を受信したり、送信したりする際の困難を、ある程度まで軽減してくれるはずだ。

しかしながら、このデータは、同様に他の解釈も可能だ。超常感覚現象には、ラジオ通信システムと似た三つの要素が必要である。

それは、まず、①送信機、次に長距離を飛んでいく②信号（シグナル）、そして③受信機の三つである。

このプロセスの間に磁気の力が介在したら、乱れた磁場は①送信、②受信の能力も阻害してしまうだろう。それどころか長距離を飛ぶ③信号そのものの伝搬に干渉するだろう（三つの謎への解が最新の「量子テレポーテーション理論」だ。二つの量子間で時空を超えて情報が伝達されるという。訳者）。

●超能力の奥深い神秘に迫る

長距離をはるか遠くまで飛ぶ能力。これは、たんにラジオの技術を考えただけでは、明らかに難しい問題だ。しかし、超低周波（ＥＬＦ）信号は、はるか遠い距離を〝磁気管〟（マグネティック・ダクト）（第Ⅱ章57頁図2参照）の中を送信されることが知られている。

この通信は、事実、信号の強さに関係している。〝磁気管〟は北極から南極まで延びる磁力線に沿って形成される。問題は、この南北極点間の超低周波通信の説明のみにしか使えないことである。われわれは、地磁気の新しい性質を発見しているし、これらの可能性に留意しておくことはきわめて有効だろう。

共鳴理論は、われわれに手がかりを与えてくれる。それは様々なタイプの実験報告から、何か隠されているメカニズムへの理解をもたらしてくれるかもしれない。

超常感覚で、最も頭の痛い問題は、再現性の欠如だろう。

ある状況下では、驚異的な精度を示すことがある。ところが、別の状況ではまったく再現不能なのだ。これが、科学の世界で超常感覚という概念そのものが拒絶される理由でもある。

研究室で再現できないもの、それは存在しないのと等しい。

超常感覚と地球の磁場状況との間の潜在的な関連性を知ればこの再現性のなさに対しても了解することができるかもしれない。そこで、われわれは隠されていた変異要素に気づくのだ。

さらに、これら関連性を詳しく探求するための実験を行うこともできるようになるはずだ。

電磁波は染色体を破壊し分裂を阻害する

●観察される様々な異常分裂

もしも、細胞が有糸分裂（動物の細胞などで紡錘体の介在によって行われる細胞分裂のこと。植物の場合などは核がモチを引きのばしたような格好で分裂するので無糸核分裂という。）のときに、電磁波に影響を受け、そして、地磁気の自然なある共鳴効果に影響を受けるとしたらどうだろう？そのとき、人間の作り出した電磁波の存在は細胞分裂の乱れ、遺伝子異常につながるのではないだろうか。

超低周波（ＥＬＦ）とマイクロ波の照射、いずれの場合も細胞はその活発な細胞分裂の過程で直接的な影響を受ける。この事実は明白だ。

残念なことに、物理学的に有糸細胞分裂の過程はよくわかっていない。そして細胞分裂への電磁波照射の影響を調べる実験も、たんに分裂の進行割合の変化を観察する程度である。あるいは、異常な染色体の生成をチェックするくらいだ。

しかし、一九八〇年、マサチューセッツ工科大学の国立磁気研究所のデビッド・コーエン博士によって、じつに興味深い観察がなされた。

コーエン博士は、スキッド（ＳＱＵＩＤ、超伝導量子干渉素子）という磁気測定機で人間の毛髪の毛嚢《もうのう》部分に安定した磁場があることをつきとめた。毛嚢細胞は常に有糸分裂を行っている。しかし、コーエン博士は有糸分裂が磁気信号を発しているかどうかは、チェックしなかった。結果的に、この可能性を評価する実験は行われてはいない。

つまり、外部からの電磁波にさらされた細胞の、有糸分裂の過程を顕微鏡で直接、観察するという単純な実験を、誰もまだやっていない。

現在のところ、われわれはただ何が起こるかを推測するしかない。

●異常電磁波で生命活動は破壊される

もしも、誰かが顕微鏡を覗いて細胞分裂の過程を観察したとしよう。

それは、非常に長時間、平均でも約二四時間はかかる。この大半の時間は、二つの細胞を作るために必要なＤＮＡ（遺伝子）の量を二倍に殖やすために費やされている。

エイブラハム・リボフ博士は、世界で最初にこれらのプロセスが細胞への超低周波の電磁波照射で、スピードアップされることを発見した。実際の細胞分裂は複雑ではあるが、二、三分で終わってしまう。有糸分裂（225頁図7）は、このサイクルの最終段階である。この段階だけが、顕微鏡で見ることができる。同じ過程が、体内と培養基の中の細胞で起こりうる。

特殊なテクニックを使うと、培養基の全細胞（あるいは大半）を、同時に分裂させることも可能だ。そのとき、細胞たちはだいたい一時に有糸分裂を開始する。また、染色体がちょうど二つに引き離されようとしている段階で、細胞分裂をストップさせることもできる。この手法は、個別の染色体数を数えたり、その形態を観察するときに使われる。

そして、最初ヘラーによって報告されたように、ときに染色体異常を発見するのである。カリフォルニア大学バークレイ校のマーチン・ポーニィ博士は、最近、有糸分裂の分裂後期に細胞内でカルシウムイオンに大きな変化が起こることを指摘した。考えられることとしては、電磁波照射は「サイクロトロン共鳴」効果によって、この分離プロセスを阻害するのだ（次頁図8参照）。

●生命固有の磁気特性が乱される

また、同様に有糸分裂の間に形成された複雑な構造体のいくつかは、独自の磁気特性を帯びていることもありうる。すべての物質は、ある程度、磁気を帯びている。なぜなら、どんな原子でも、電子は原子核の周囲を回っている。この電子スピン（自転）は原子の帯びる小さな電流に等しく、それに対応する電磁波が生じている。

これらの磁性体は、次の三通りに分類できる。すなわち①強磁性体（自らの周囲に磁場を生み出す）、②常磁性体（外部磁力線に平行に並ぶ）、③反磁性体（外部磁場の磁力線と直角に磁極が向く）の三つである。

これらの異なるタイプの磁性体は、マイケル・ファラデーによって一八〇〇年代の終り頃に発見された。彼は多くの異なった物質に、磁力線は互いに平行ではなく均質でない磁場を当て

（図７）

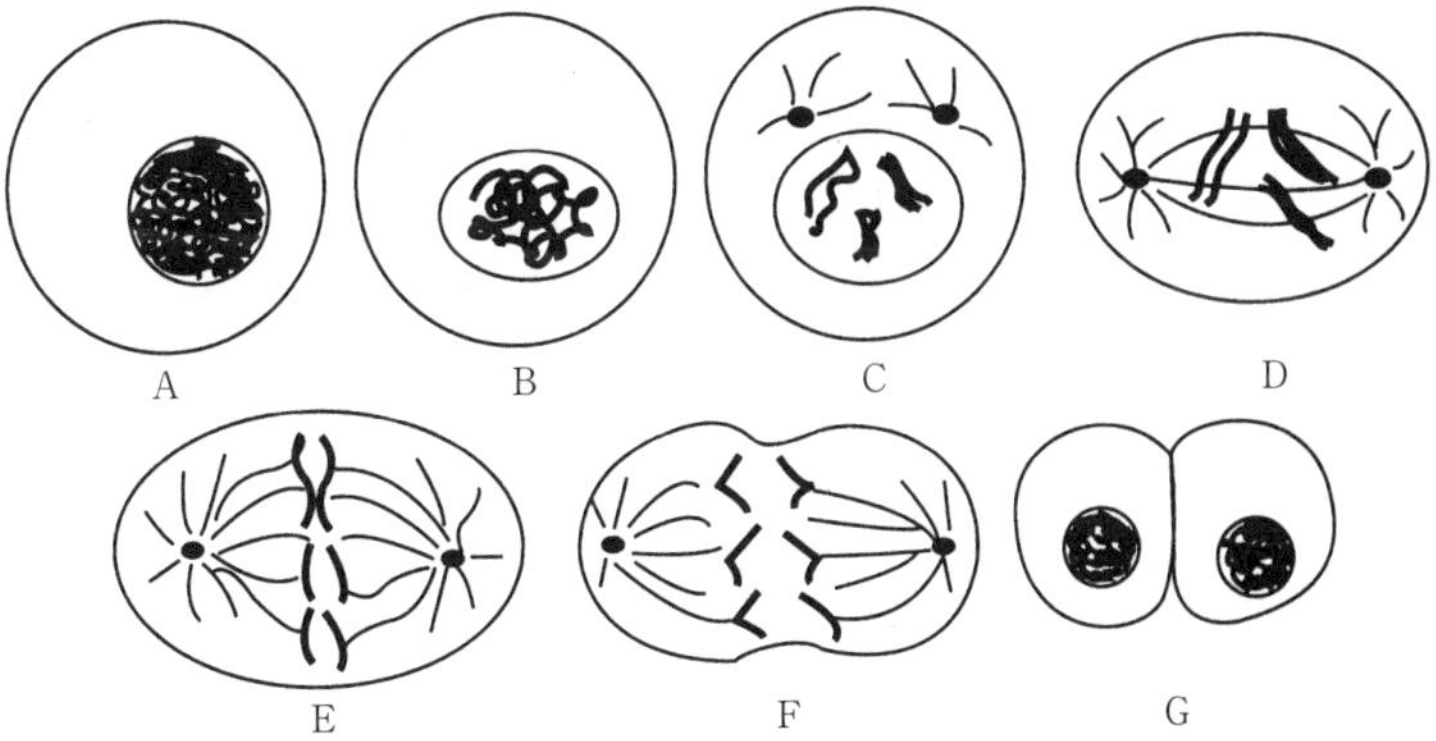

正常な有糸分裂の過程。（A）準備段階の細胞。この間にDNAは２倍になる。（B）染色体が分離し始めている。（C）染色体が対になる。中心体が出現。(透明度の関係で三つの染色体対しか見えない）（D）染色体は細胞の中心部に移動を始める。（E）染色体は細胞の中心線に沿って対になって並ぶ。（F）あたかも中心体から伸びていくように紐状の糸（紡錘繊維と呼ばれる）が現れ、対の染色体を引き離す。（G）二つの娘細胞が形成される。各々、染色体もちょうど対の内の一つ。元の細胞と同じものをもっている。科学的には、（B）（C）（D）の段階を、有糸分裂の第一段階、（E）を分裂中期、（F）を分裂終期と呼ぶ。

（図８）

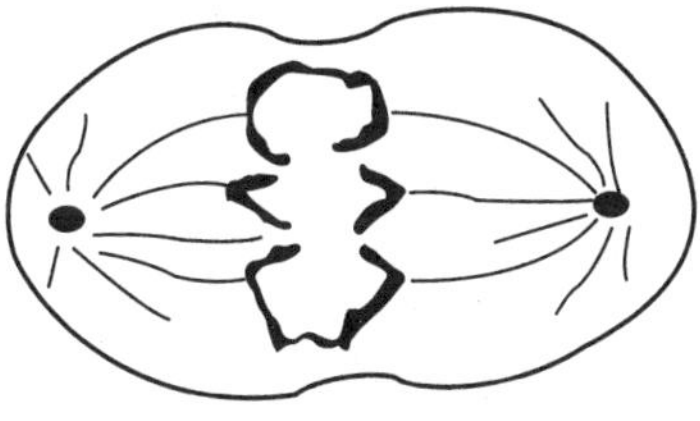

分裂終期で、染色体の対の間に、異様な橋（ブリッジ）ができてしまった例。これは27メガヘルツの電磁波照射の後に発生した。見たところ、二つの姉妹の染色体は、完全に分離することは難しそうである。この場合、二つの娘細胞はまた、等しい量で、等しい内容の遺伝子情報を得ることができない。発癌遺伝子が生じるかもしれない。

てみた。正確な分類は、物質内の原子構造と配列に関係しているのだが、実際の状況はここでいうよりずっと複雑だ。

にもかかわらず、この単純な三分類は、物質の磁性の複雑さを、よく表している。

●直流磁場がガン細胞を破壊した！

もし、「染色体が超低周波（ELF）でなにか影響を受ける」と考えることは馬鹿げているというなら、直流（DC）磁場が、やはり染色体に影響を与えると考えることも、すべて馬鹿馬鹿しいことになる。

結果として、この分野の科学者の大多数は、直流磁場の研究を避けてきたのだ。

しかし、私は、一九六〇年代の論文を調べているうちに、細胞分裂に与える直流磁場の影響を報告する初期の論文数篇にめぐりあった。一九三八年、C・G・キンボール博士は、次の報告をしている。二、三ガウスの不均質な直流磁場は酵母菌の増殖率を、統計的に著しく減少させる。キンボールは同様に、均質磁場でも実験してみた。すると、今度は一万一〇〇〇ガウスという強度でも、酵母菌の増殖はなんら影響を受けなかったのだ。だから、影響を与えたのは、不均質な磁場そのものであったのだ。

一九七八年、私は直流電場（静電気場とも呼ばれる）のガン細胞の成長に与える影響について実験を行った。

まず、ガン細胞をマウスに移植した。そして、数週間、不均質な直流電場を照射してみた。

そこでは、二つの異なるグループを設定した。

一つのグループは、水平方向（地面に平行）の電場を、浴びるようにした。他の一つは、垂直方向（地面に直角）の電場を照射した。

驚いたことに、これら二つには、大きな違いがみられた。

水平方向の電場を照射されたガン細胞の染色体は、著しく変形していた。

それに対して、垂直方向のグループの染色体は正常パターンと、なんら変わりなかった。

水平照射グループには、染色体の破損、互いの部分交換、輪状染色体の生成、破壊された他の染色体の小片、などが観察された。このような深刻な染色体異常は、ふつう細胞分裂を不可能にし、最終的には細胞は死ぬか、あるいは突然変異細胞を生みだし始める。

われわれは、このような可能性について調べてみた。そして、この際だった染色体異常を抱えているガン細胞は増殖できずに死んでいくことがわかった。

この研究は、明らかに医学的に深い意味があったが、われわれはそれを追跡研究することはできなかった。再実験も行われてはいない。

細胞分裂をしている細胞への不均質な直流磁場照射は、染色体を変化させる物理的な力を生み出すようだ。それは、同様に有糸分裂に関連するミクロ構造にも作用する。

その結果、染色体異常がもたらされるように見える。

●想像を超える複合的電磁共鳴現象

複合的な電磁共鳴効果は、細胞が存在しなくても個々イオンや分子レベルでも作用する。細胞レベルでは、共鳴効果の影響は、その細胞の組織や種類によって異なる。特殊な種類の細胞内で電磁場効果は引き起こされるのだ。

われわれはこれら視点から細胞への電磁波の影響を探求する第一歩を踏み出したばかりだ。複合電磁共鳴効果のイオンや分子レベルに与える影響は重大だ。しかし、一方で、細胞の機能や構造に、結果として起こる変化はもっと重要だ。生物全体レベルに現れた電磁波照射の影響は、分子レベル、細胞レベル、さらに地球の正常な電磁波環境に敏感に反応するように作られた特殊な器官（磁性器官等）のレベルへの影響の総体である。

生命体の全体機能に与える電磁波の影響は、だからさまざまな変化の流れがある。これらが、最終的に多くの構造的、機能的、そして行動的な変化をもたらすのだ。

――今日、起こっている新しい奇病などがそうだ。

この二、三年の間に得られたデータは、非常に明白に次のことを示している。地球の通常の地磁気も、やはり大きな結果をもたらす環境の変動要因である。

●人類と地磁気を結び付ける「新発見」

われわれが生物の基本機能を研究するときそれは見逃してはいけない。

この知識こそ、おそらく今世紀における最も重要な発見であろう。それはわれわれにすべての電磁波が生物学的な影響を与えるメカニズムの謎を解く鍵を与えてくれる。

さらに、電磁波テクノロジーを濫用している現代社会がはらむリスクもより正確に理解できる鍵でもあるのだ。

さらに重要なことは、一六〇〇年にウイリアム・ギルバートが科学革命の扉を開いたように生命プロセスの偉大な理解へ通ずる道を開くことである。

一七、一八世紀のさまざまな発見に続く一連のものが、われわれに現代世界をもたらした。人類と地磁気とを結び付ける「新しい発見」――これこそ、もう一つの未知なる世界を指し示している。

正しく探検の道を辿っていけば、また新たな世界が与えられるだろう。

第Ⅶ章

危険《リスク》と利益《ベネフィット》の比較、解決へ提言する

巨大な力が電磁波汚染と被曝を推進している

●さて、あなたに何ができるだろう？

ジェームス・ベイ水力発電所の建設計画は、かつて人類が取り組んだ最大規模の開発プロジェクトである。建設地はカナダ北方の大自然の一画。塞《せ》き止められる河川は広範な流域を背後に控えている。何千平方マイルという広大な土地が水の底に沈もうとしている。

そこにはクリー・インディアンたちの祖先の土地がある。この土地も水底にのまれ壊滅していくであろう。

すべてはアメリカ東海岸に供給する電力のための犠牲である。

電力産業と関連産業は着実にその設備と需要を拡大している。

電力産業界の代表は言う。

「もし止めてしまったら、われわれの将来の生活水準は大変な困難に逢着することになる」

電磁波によって起こる健康不安も、最近では人々によく知られるようになってきた。

私も個々の市民からどうしたら安全か、よくたずねられる。

一般に彼らの心配の種は、身近に予定されている送電線の建設計画などだ。同じように超短波の中継基地、あるいはその他の類似施設の建設に不安を感じて私に質問してくる。

しかし、残念なことに答えは単純ではない。

実際とりうるいくつかの方法はある。だが、これらは互いに絡み合っているのだ。

第一に、次の決定が必要だ。われわれが電磁エネルギーを使用した場合、その「危険度」はどれくらいか？　個人レベルの使用量ではどうか？　あるいは総量では？

また、これら「危険《リスク》」を、得られる「利益《ベネフイツト》」と突き合わせて判断する必要がある。

第二、個人でも家庭やオフィスの器機等に対し、なんらかの対策をたてることは可能だ。

第三、近隣の人たちと協力し生活環境を脅す電磁波に対して行動を起こすという方法もある。

●まずリスクとベネフィットを比較する

われわれは「まったく安全な社会」に住んでいるわけではない。

われわれが日頃利用している便利な器械類などを見てもそうだ。必ず潜在的な危険をはらんでいる。それでも、われわれはそれを使い続ける。なぜなら、「利益」が「危険」をしのいでいることを知っているからだ。

最も良い例が自動車だ。交通事故で、毎年、極めて多くの負傷者や死者を生み出している。

それでも、われわれの社会では、大多数の人々が、車は本質的に必要不可欠だと思っている。

だから、ほとんどの人がふだんから事故や怪我にあらかじめ十分な注意を払っている。

この場合、市民は彼の（あるいは彼女の）車から得られる「利益」と「危険」とを秤《はかり》にかけている。

これまで私は、電磁波の健康への「危険」について、多くのまちがった考えを見てきた。最も大きな誤解、それは「危険な電磁波」はまず外部の環境に発生している、という誤解だ。ほとんどの人は、自分が家の中で使っている数多くの電気器具から発生している電磁波に気がついていない。毎晩、電気毛布にくるまって寝ていて、一方で送電線の設備に気も狂わんばかりに反対するのは論理的とはいいかねる。

いまや、われわれの地球社会は電磁エネルギーによって成立している。

実際、隠れる場所などありはしない。あなたが山奥の渓谷深く隠れ住んだとしよう。それでも、どこにでも遍在する五〇〜六〇ヘルツ電磁波や電離層に反射した短波から逃れることは不可能だ。

地球レベルの電磁波の環境汚染問題を解決するには、まず国際的協力による努力が必要だ。しかし、個人でも毎日使っている電気器具をコントロールすることはある程度可能だ。まず必要なのは、これら器具類をよく理解すること。そして、各々の比較的「危険度」もしっかりと理解しよう。さらに、これらの危険性を合理的に判定する知識も身につけることだ。

被害は「強度」×「時間」で決まる

●被曝線量の考察　電気剃刀と電気毛布

まず、基本的考えとして電磁波の総線量を考慮すべきだ。

たとえば、電気剃刀《かみそり》。これは電池式なら問題ない。ただし、コンセントに差し込んで使用するタイプは極めて強い電磁波を発生させる。私が測定した結果では、刃先から二分の一インチ離れた所でも、六〇ヘルツ電磁波は二〇〇〜四〇〇ミリガウスの値を示した。これは、数種類モデルすべて共通であった。このような電気剃刀を使うと、その表面から一、二インチしか離れていない顔の生体組織は、高い電磁波に曝《さら》されることになる。

六〇ヘルツ電磁波はわずか三ミリガウスでガン発生率に重大影響を与えることがわかっている。

その一〇〇倍以上強力な電磁波である。このような電気剃刀を使うことは、はたして安全といえるだろうか？

しかし、ここで総線量の概念が重要になってくる。電気剃刀は一日に一度、わずか二、三分間使用されるだけだ。だから、使用者への照射（あるいは被曝）線量の総量自体が小さい。

つぎに電気毛布を考えてみよう。この電磁波の強さは五〇〜一〇〇ミリガウスと、電気剃刀よりいくらか低めである。しかし、これも危険値であることには変わりはない。

さらに、電気毛布は、ほとんど電気剃刀と同じくらい体表面に接して使用される。

また、一度に少なくとも数時間にわたって使われる。

線量を総合すればはるかに多量に被曝することになる。

コロラド大学のナンシー・ワルトハイマー博士は電磁波による被害の疫学的研究を、最初に発表した学者である。彼女は、同様の疫学研究を電気毛布の使用者に対しても実施してみた。そして、妊娠した女性では、電気毛布の愛用者のほうが、使っていない妊婦よりはるかに流産率が高いことを発見した。

むろん、これは先天性異常やガンのような他の悪影響発生の可能性を否定するものではない。むしろ流産発生率は疫学的予備研究に最適の指標になりうるのだ。だから電気毛布使用者に発生した「流産」というリスクは、極めて重大である。

一方、電気剃刀の使用は〝おそらく〟安全であろう。(ここで、私は〝おそらく〟という表現を使わざるをえない。なぜなら、いまだ、このような短時間に、強い電磁場にさらされた場合の安全性データは存在しないからである)

●電気毛布はアウト、電池剃刀はOK

電気剃刀と電気毛布の比較は、「危険と利益」の考えをいかに合理的に判断するかの好例だ。

どちらの電気器具も満足できる機能をそなえ、かつ安全な代替品がある。

流産が心配なら、答えははっきりしている。

もしも、あなたが電気毛布を使い続けたいのなら、寝る前に毛布のスイッチを入れて、ベッドを暖めておく。そして、ベッドにもぐりこむ前にプラグを抜くことだ。

ただ、スイッチを切るだけではダメ。ほとんどの電気毛布は、プラグを差し込んだままだと、スイッチを切っても電磁波を発生させ続けているからだ。

このような用心にかける時間と手間は、どちらかといえばささいなものだが、やらないよりははるかにましだ。しかし、この場合でも「危険と利益」はわずかながら「危険」のほうに振れるのだ。（いうまでもなく、普通の毛布に代えるのが一番いい！）

電気剃刀はどうか……？

使用した場合の危険性はその電磁波は強いにもかかわらず、まったく明らかにされていない。

しかし、毎日の髭剃りコストが少しばかり高くついたとしても、安全カミソリに替えることはかんたんなはずだ。文句なしに安全な方法で、理論的に考えうる危険を減らすには、それが得策だ。それに、私は男性が電気剃刀を使用すると、顔のメラニン色素の沈着したほくろを刺激して、メラノーマ（黒色腫）を殖やしてしまう恐れを抱く。それを避けるためにも、電気剃刀は使わないことをおすすめする。

明らかに「危険と利益」の分析は、危険な電気器具に代替品がないとより混みいってしまう。

たとえば、自動車がそのいい例だ。

「安全基準」は一ミリガウス、居住地は〇・一ミリガウス

●電磁波の安全基準は一ミリガウス以下

生活周辺部の電磁波は、地域の送電線と末端の供給網によって発生している。そこからの相当レベルの電磁波に、われわれは常に晒されているのだ。この電磁波は、家の内外に存在する。一般的に家の内部にアルミニウム箔を貼ると電磁場を防げると考えられている。しかし、これはまちがいだ。それぞれのアルミシートを注意深く貼り合わせないかぎり無意味である。さらに、すべて地面に接触していなければアルミ貼付《ちょうふ》は役立たない。

だから、家庭を周辺電磁波から遮断しようなどということは実際は不可能なのだ。

都市部では、環境電磁波レベルはしばしば三ミリガウスを越える。郊外の家では平均的に一～三ミリガウスの間、地方なら一般に一ミリガウス以下である。

家に近接した送電線や変電所などの施設があると、当然、これらの値は高くなる。ワルトハイマー博士やサービッツ博士らの研究によれば（第Ⅳ章147頁参照）、宅地周辺の電磁波の強さが三ミリガウスを越えると、子どものガンの増加に重大な影響を与える。

さらに、これら磁場は、成人のガンにも関係があるという明確な証拠もある。危険を避けるためには一般に一〇分の一の安全値が採用される。だから、この場合は理論的に安全レベルは〇・三ミリガウスになる。実際的に考えても、継続的に六〇ヘルツ電磁波に被曝する場合は、最大でも電磁波強度は一ミリガウス以下であるべきだと、私は考える。

この主張は、最近の最も信頼できる証拠に基づくものだ。

（なお、ベッカー博士は、居住地域の安全基準としては〇・一ミリガウスが妥当であろうと語っている。297頁参照。訳者）

●身の回りの電磁波を測ってみる

あなたが自分自身の家周辺の電磁波の強さに関心があるのなら、つぎのようにアドバイスしたい。自分で測るにしろ、他の人にたのんで測定してもらうにしろ、測定するときは、家の中のすべての電気器具のスイッチを切っておくことである。

さらに測定器は、これらから五フィートは離しておかなければならない。

環境磁場は家の外で発生している。しかし、家の中の電磁波の強度のほうがかえってこの安全レベル（〇・三ミリガウス）を超過している場合がある。

そんなときどうしたらよいかは、この章の後半、環境電磁波の項で述べる。

私たちは毎日の生活で、電磁波を発生させる数多くの電気器具を使っている。こうして環境の磁場総量に、さらにまた、新しい電磁波を上乗せして暮らしているのだ。しかし、電磁波にさらされる時間こそが重要であることを思い起こしてほしい。この視点から暮らしの中の電気製品をいくつか見てみよう。

●ブラウン管式テレビの危険性

テレビは最も、現代の家庭でありふれた電気製品の一つだ。

多くの人々は、その前に座って一日に数時間は過ごしていることだろう。たいていの人は、そのブラウン管から、微量の電離放射線（たとえばX線など）が出ていることを知っている。しかし、テレビ全体から、非電離の電磁波が放射されていること、またその線量を知っている人は皆無と言ってよい。テレビは、広領域の電磁波を撒き散らす典型的な電気製品である。

多様な波長域の電磁波を放射しているのだ。それは六〇ヘルツから数メガヘルツという電波の波長域にまで及ぶ。また、テレビは水平の各々の走査線が画像を結ぶように、輝点が左から右へと走査する特殊な回路を内蔵している（〝フライバック〟回路という）。これは、電子銃のブラウン管上の輝点を、走査線の右の終点から左に戻すために使われる。この〝フライバック〟回路は周波数では低周波（VLF）域で作動する。それはふつう一七キロヘルツ前後である。

この一帯が、テレビから放出される電磁波の主要周波数域である。

あなたが、テレビの前に座って見ている。するとこの幅広い周波数帯の電磁波を浴び続けることになる。最も電磁波放射の強力なテレビでは、六〇ヘルツおよび一七キロヘルツの〝フライバック〟周波数の電磁波を浴びることになる。

電磁波はブラウン管のみから出ていると勘違いしている人が多い。実際、電磁波は、テレビ受像機の中の回路全体から放射されているのだ。その箱も当然電磁波を通過させてしまう。

だから電磁波はあらゆる方向に放射される。この電磁波は一様ではない。

形式が違えば同じブラウン管サイズでもその電磁波の形は異なるのである。

一般にブラウン管サイズが大きくなれば、それだけ電磁波も大きくなる。

それだけ電磁波も遠くまで届く（これは、サイズが大きくなるほど、それを動かす回路出力がパワーアップするからだ）。

だから、大画面テレビほど、遠くに離れて見なければならない。

目安は一ミリガウス以上の照射を受けない距離だ（一四インチテレビでは、ちょうど一メートル離れた距離が一ミリガウス。訳者注）。注意すべきは、電磁波放射は木材やその他の建物素材を突き抜けてしまうことだ。テレビが壁面に接して置かれていたとする。すると、電磁波には、壁などまったく存在していないのと同じだ。だから、隣の部屋のテレビの大小にかかわらず幼児や赤ちゃんのベッドは隣のテレビに近い壁面に置いてはいけない。

一九八七年スウェーデンのストックホルムで「TV画面と労働」と題する会議が開催された。そこでポーランドのルージュ職域医療研究所のH・ミーコーレイチック博士らは、テレビ電磁波について次のような研究報告を行っている。

市販テレビを、ラット頭上から三〇センチ離したところにセットした。

テレビは一日のうち、四時間だけスイッチを入れる。こうして経過をみた。

メスのラット群は、交尾の前六〇日間、テレビからの電磁波の放射を受けた。さらに妊娠中の一六日間、放射を受けた。その結果、胎仔の体重は著しく減少していたという。

オスのラット群は三五日から五〇日間の放射を受けた。その結果、オスのラットのこう丸重量の著しい減少が確認された。さらに電磁波照射を受けたすべての実験動物で、大脳皮質、視床下部、そして中脳でのナトリウム濃度が、正常値以下に減少することが判明した。

オス、メスとも成長期のラットにテレビの電磁波を当てると成長の著しい遅れが見られた。

一般に、テレビからの電磁波は、成長を遅らせるが、オスのラットの場合はこう丸の大きさを縮小させ、脳の機能に影響をおよぼすことがわかったのである。

（現在の液晶画面からは電磁波は出ていない。訳者注）

●パソコン・オペレーターに流産集団発生

この一〇年ほどの間に、パーソナル・コンピュータは、アメリカ家庭のテレビと同じくらいにポピュラーになってしまった。オフィスでは、文字通り、何百台ものパソコンがずらり接続されているのも珍しくはない。これらコンピュータのうち一九八二年以前に製造されたタイプは、強力かつ広域な電磁波を出す。これらタイプのコンピュータが、商用飛行場に隣接する事務所に導入されたときのことだ。そこから発する電磁波のためコントロールタワーが電波障害を受け、離着陸の無線指示が妨害された。そのため米連邦通信委員会（FCC）では、コンピュータが放出する電磁波量を制限する規則を定めた。だから、その後のモデルでは電磁波漏洩は少なくなっている。しかしながら、現在でも市場に出回っている最新型コンピュータでも電磁波の十分な遮蔽《しゃへい》はされていない。

パソコンも電磁波パターンは、テレビと同じだ。（ブラウン管ディスプレイは強い電磁波を出していた。訳者注）

ただ、最も異なる点はテレビを見る場合に比べて、コンピュータ操作する人は、普段より画面に接近して座らなければならないということだ。

コンピュータによるオフィス革命の当初から、この安全性への疑問は投げかけられていた。女性コンピュータ・オペレーターの間に流産〝集団発生〟が起こっている、というショッキングな噂などはその典型であろう。ここでいう〝集団発生〟とは、同じ場所で、働いている女性の平均的流産発生率より大きい、という意味だ。〝噂〟とは、働いている過程で、流産が自然発生的に起こり、当の女性たちの訴えで明らかにされている、という意味だ。

コンピュータのキーボードを操作する女性の流産に関しては、対照するコントロールグループが存在しない。科学的な研究も行われていない。各々の〝事件〟は、会社側の代表者が、単に聞き取りなどをしたにすぎない。事例集計もほんのわずか行われただけだ。

そして、〝結論〟も、目に見えている。電磁波は確立されたいかなる安全基準をもはるかに下回っているから大丈夫……、と不安にかられている人を安心させるのである。そして、いかなる流産被害の原因も〝仕事上ストレス〟とか〝姿勢の悪さ〟〝照明不良〟などにこじつけられてしまう。

●コンピュータの電磁波漏れは〝情報〟漏れ

電磁波漏れに関しては、テレビとコンピュータとの間には、ささいではあるが大変重要なちがいがある。

コンピュータから漏れる電磁波には、処理している情報が含まれている。これは、半マイル離れた所から〝読み取る〟ことも可能なのだ。使用する装置は、直接コンピュータに接続する必要はまったくない。このことから、たとえばCIAやその他、政府機関の機密管理という問題が浮上してきた。現にこの問題は〝テンペスト（嵐）〟と暗号で呼ばれている。

〝保護されたテンペスト〟といえば、完全に電磁波が遮蔽されたコンピュータを意味する。この保護技術は機密扱いとなっている。費用はデスクトップ型コンピュータ一台当たり、約三〇

○○ドルという。これだけ金額をアメリカ政府はオペレーターを保護するためではなく、情報を保護するために使っているのだ。

●先天異常、白内障、生理不順、不眠……

しかし、このような流産の〝集団発生〟の事例は、確実に増えている。

一九八五年、カナダのオンタリオ州官公庁労働組合の「職場の健康・安全」担当者の、ロバート・デマッティオ氏は、当時、オペレーターの流産に関する正確な情報を集めてきた。

そして、これらの調査にもとづいて『ターミナル・ショック』という本を出版している。

彼は、アメリカとカナダ両国で、このような流産集団発生の一一もの事例の存在をリポートしている。そして、彼はディスプレイ（ＶＤＴ）から出る非電離の電磁波放射が原因ではないか、と問題提起している。また彼は流産だけでなく、コンピュータ使用と関連あるいくつもの疾病をあげている。たとえば、オペレーター女性の子供の先天異常、白内障その他の視力障害、生理不順、皮膚発赤などの症例である。その他、慢性ストレスで起こりがちな頭痛や、吐き気、不眠症、さらに疲労感などが組み合わされたような症状にも触れている。

多くのコンピュータはキーボードが一体化しているタイプだ。これではオペレーターの頭は、ディスプレイのブラウン管からわずか一五〜一八インチの所に位置することになる。セパレートタイプのキーボードを持つコンピュータでも、スクリーンを読み取るにはこれくらいの距離が最適だからだ。

離れれば離れるほど電磁波の強度は、距離に比例して弱くなる。しかし、頭が機器に近付くほど、電磁波も当然、強くなる。

●電磁波被曝による流産発生率は二倍

この問題について一九八〇年代半ば、スウェーデンとその他のヨーロッパの国々で動物を使った研究が開始された。厳重に管理された状態で、これら実験動物にはコンピュータから発生する電磁波が当てられた。八六年、スウェーデン国立放射線保護研究所のラーゼリック・ポールソン博士と、カロリンスカ研究所のバーナード・トリビュケイト医師、エバ・シーカン医師らは、次のような報告を行った。コンピュータからの電磁波を浴びたハツカネズミの仔は、コントロール群のネズミの仔に比べて、五倍もの奇形の発生が見られた。

この実験結論は、続く年に、スウェーデンのウプサラのスウェーデッシュ大学ガナー・ウェイリンダー教授による追試でも、証明された。

しかし、これらの科学的な実験にもかかわらず、コンピュータ・オペレーター女性の間の流産集団発生に関するリポートは、権威筋にはなぜか不当に低く評価されてきた。

つい最近にいたるまで、コンピュータ使用者に関する大規模な疫学調査は、まったく行われていない。

一九八八年、カリフォルニア州オークランドの「カイザー・パーマネントヘルス・グループ」のマリリン・ゴールドハーバー、マイケル・ポウラン、ロバート・ハイアットの三人の医師が一五八三名もの妊婦グループに対して行った研究内容を発表した。

その結果、一週間に二〇時間以上コンピュータを操作している女性労働者は、同じような仕事をしていて、かつコンピュータは扱っていない女性と比べて、流産発生率は二倍であった。

グループ全体の出産異常の数は、正確な統計的分析でみたかぎりでは少なかった。

しかし、カイザー研究グループ医師チームは、次のような報告を行っている。一週に二四時間以上コンピュータに向かう女性の流産発生率は扱わない女性より四〇％も高い。

一九八八年六月これら実験室での報告や、カイザー研究グループの調査にもかかわらず、国際放射線防護学会（ＩＲＰＡ）は、それでも〝コンピュータやディスプレイからの〟電磁波放射や電磁波による健康被害は存在しないと、主張しつづけた。

私は、真の証拠は、この楽天的な見解のなかに歪められていると確信する。

これらのデータは明らかに、パソコンをオフィスや家庭で使用すると出産時に何かリスクが発生することを示している。

また発ガンのような、その他リスクについては、研究すらされていない。

●せめて画面から三〇インチ離れろ！

ほんのちょっとした工夫で、これら機器の危険性を減らすことも可能だ。

たとえばセパレートタイプのキーボードでコンピュータをうまく使いこなす。デスプレイ・スクリーンや周辺機器を少なくともキーボードから三〇インチ（約七六センチ）は遠ざける、という工夫がなされるべきだ。そうすれば、オペレーターの頭の周囲電磁波は、平均一ミリガウス以下に抑えることができるだろう。

距離が遠くて画面が読み難ければ、専用メガネをかけることで解消できるはずだ。

むろん、コンピュータの便利さはいうまでもない。

私もこの本の原稿も、マッキントッシュのコンピュータで書いている。しかし、キーボードはセパレートタイプだ。コンピュータ本体からは三〇インチ離れて入力している。

●女性は妊娠したらコンピュータ業務から離れろ

ただし、ここで三〇インチ離せば確実に安全かというと、それは保証できない。

個々人が「危険と利益」を、考量するしかない。この「三〇インチの注意」に加えて、女性が普通のオフィスでコンピュータ操作する場合、妊娠したということがわかったらすぐに、出産までのあいだコンピュータ業務から離れることをお勧めする。

さらに、数多くコンピュータ機器が備えられているオフィスでは、隣のコンピュータの電磁波にさらされたり、後列の電磁波にも気を配らなければならない。だから各々の装置の間隔と列は漏洩電磁波にオペレーターが被曝しないように、その配置には十分に配慮されなければならない。最も合理的に安全を確保するには、まず、電磁波パターンを測定する。そして、それに対応して（椅子の配置など）必要な調整を行うしかない。

とりわけ学校でコンピュータ授業が行われるときは、特別の注意がなされなければいけない。ビジネスや個人生活でもコンピュータは便利な道具である。それと同時に、パソコンは優れた教育機器でもある。最近の傾向は、小学校の児童教育でもできるだけ早い時期から、コンピュータを導入しようとしている。この場合、先述のような使用上の注意はより細心に実施されなければならない。さらに言うなら、今のところ安全な被曝線量ははっきりしていない。

だから、一日当たりのコンピュータ操作時間はできるだけ短めにしたほうがよい。

●学校でのコンピュータ授業への不安

多くの学校では中古コンピュータを使っているようだ。これはハイレベルの新型コンピュータに買い替えた人が、自分の古いコンピュータを地域の学校に寄付する場合がよくあるからだ。これら機器はまだ十分に使いこなせるけれど、実はその多くが一九八三年以前に製造されたものので、これらは、より高レベル電磁波を放射するのだ。

これらを使用するのは、学校の生徒なのだ。とくに小学生などはこれから成長していく。

彼らの体内では、常に細胞分裂が行われている。従ってコンピュータ教育のさいには電磁波の被曝を減らすために具体的な方法を講じることが賢明だ。

しかし、不幸なことにいまだコンピュータ使用の一般的リスクについて、何ら公的な理解は得られていない。

学校で使用する場合でも何の規則もない。それどころか使用上の勧告すらないのだ。

蛍光灯、頭上から電磁波を浴びる

●蛍光灯はどれだけ危険か？

蛍光灯は、古いタイプの白熱電球よりはるかに経済的だ。電気の消費量は少なく、より長い期間、多量の光束（ルーメン）を生み出す。だから、いまや、蛍光灯は白熱電球にかわってほとんどのオフィスや学校、公共建築などで広く使われている。

まず、最初に蛍光灯から放射される幅広い周波数域の光が健康に影響をおよぼすのではないか、という疑問の声があった。これらは、白熱電球と最も異なる点だ。

両者から出る光は、ほとんど同じように見えるが、実はそうではない。

蛍光灯から出る光のほとんどは、可視光線の非常に狭い波長域に限定される。一方、白熱電球は可視領域のより広い波長域の光を出している。つまり、白熱電球は、より自然な太陽光に近い。さらに光の発生方式で、根本的にちがいがある。白熱電球は一二〇ボルトで非常に小さなアンペア電流をフィラメントに流し、その電気抵抗で白熱して輝かせるという単純なやり方である。

一方、蛍光灯にはフィラメントはない。代わりに管の内側に塗られた化学物質が、高電圧の放電が内部で起こったときに刺激され白熱して光るのである。このためには家庭用電圧の一二〇ボルトが放電のために変圧器で数千ボルトにまで、高められなければならない。

蛍光灯は白熱電球にくらべて、はるかに多くの異なった電磁波を発生させる。六〇ワット白熱電球から二インチ離れた場所では、六〇ヘルツ電磁波は〇・三ミリガウス、六インチでは〇・〇五ミリガウスである。一フィートで、白熱電球からの磁場は消え、周辺の自然磁場と同じになる。

しかし、一〇ワット蛍光灯では、二インチ離れても六ミリガウスもある。六インチで二ミリガウスだ。そして一フィート離れても、まだ一ミリガウスもある。

このように、一〇ワット蛍光管は、六〇ワット白熱電球にくらべて少なくとも二〇倍の電磁波を発生させる。このようなタイプの蛍光灯は、よく床に設置されている。

また、デスク用蛍光灯も同様の電磁波を発生させている。そして使用している人の頭は、しばしばランプの一フィート以内か、あるいはその前後の位置にある。

オフィス天井灯は、二〇ワット灯が何本か一緒にセットされている。

これらは、真下で働く人の頭近くに一ミリガウス以上の電磁波を生じている。

●教室の蛍光灯と子どもたちの行動障害の関係は？

何年か前、ジョン・オト博士が、私の研究室を訪ねてきた。

彼は、天井灯に蛍光灯を設置している教室での子どもたちの行動に関するデータを示した。

そのデータは、なかなか印象的だった。しかし、それはビデオテープに録画された静止映像で、定量化された分析でないのが、やや残念だった。

オト博士は、子どもたちの教室での行動障害は、天井に設置された蛍光灯から照射される異常な光線によるものだと、確信していた。蛍光灯に照らされる平均的時間を考えると、蛍光灯から発生する電磁波は容易に危険レベルにまで達する。しかし、頭上から複数の蛍光灯の列で照明されている教室に座っていたり、オフィスで働いた場合、健康へどんな影響があるのか？

そんな研究は、現在、まったく報告されていない。それどころか開始されてすらいない。

「危険と利益」の観点からも次のことがいえる。これらの蛍光灯使用によるほんの少しの電気代の節約が、その潜在的な危険性を正当化できるはずはない。

電気時計、ドライヤー、電気ヒーターも注意

●枕元の電気時計はすぐやめる

壁のソケットに差し込み式の電気時計は、驚くほど高い電磁波を発生させている。それは内部の小さなモーターが動力源だからだ。枕元のこのようなタイプの小型目覚まし時計は、二フィート（約六〇センチ）ほど離れた所でも五～一〇ミリガウス相当の電磁波を出す。目覚まし時計を置いたサイドテーブルが、ベッドの側に置かれていると、眠っている人の頭は一晩中この電磁波の範囲に入ったままだ。被曝時間は、一晩当たり平均八時間にはなるだろう。これに対して、電池式の目覚まし時計は、その発生電磁波は微々たるものである。

このタイプの使用をおすすめする。

●美容師になぜ乳ガンが多いのか？

ヘア・ドライアーは熱発生のため電気を多量に消費する。そのため相当量の電磁波も発生させてしまう。一二〇〇ワット型は、熱風吹きだし口から六インチ離れた所で五〇ミリガウス、一八インチ離れていても一〇ミリガウス電磁波を出す。しかし、被曝線量はそれほど問題にすることはない。

つまりふつうの使用者は使用時間が比較的短いからだ。これは、電気剃刀と同じである。しかし、美容師にとっては話は別だ。彼女（彼）らは毎日、手持ちタイプのヘア・ドライアーをくり返し客に対して使っている。この場合は有害といえる。

ほとんどの美容師が習慣的にこの手持ちタイプのヘア・ドライアーを使う傾向にあるようだ。そして、くり返し自分の体の一部（たとえば胸部）を、電磁波で被曝させているのだ。

一般にくらべて、女性美容師に乳ガンにかかる人が多い、とはよく聞く話である。

しかし、これは、まだ噂話の域を出ない。いまだ正式な疫学調査は一切なされていないからだ。そして、美容師の健康問題が論議されるとき、どうしても彼女たちが日頃、使用している沢山の種類の化学薬品のほうが問題にされがちだ。

●パネル・ヒーター、ベビーベッドに近づけない

平板型の電気ヒーターは主な暖房源として、あるいは他の暖房システム補助として家庭やオフィスでよく使われている。

四フィート幅のパネル電気ヒーターは六インチ離れたところで二三ミリガウス電磁波を発生する。一フィートで八ミリガウス。二フィートで三ミリガウス。三フィート（約九〇センチ）を越えると、一ミリガウス以下に落ちる。

たいていこのレベルの電磁波が長時間にわたって発生しているとみればよい。だから、これ

の暖房機器はふだんの使用ではおそらく無害だろう。

しかし、赤ちゃんの寝台を、暖房パネルの近くには置かないなどの注意は必要だ。

プラグを差しこんで使うポータブル式の小型電気ヒーターもある。これもパネル式と同じ電磁波を発生させる。しかし、これらのほうが、より危険といえる。なぜなら、このタイプはもっと体の近くに近付けて使われるからだ。

●電気による床・天井暖房は危険すぎる

最近、天井全体に発熱用の電気ケーブルを設置して、より効率的に部屋全体を暖めるシステムも使われるようになってきた。これだと部屋の一部しか暖めないパネルヒーターなどより効率的というわけだ。ナンシー・ワルトハイマー博士が行った最近の研究によれば、この全天井式の発熱ケーブルは部屋全体の空間に平均で一〇ミリガウス電磁波を発生させるという。そして、同博士はこのような部屋に暮らしている妊婦の流産発生率は、他の妊婦に比べても高率であると指摘している。この研究結果はまだ公表されていないが重大だ。
このタイプの設備による身体の暖房は、流産増加の原因にはなりえないからである。(体温の上昇は死産、流産などと関連があることがわかっている。この可能性は、ワルトハイマー博士の電気毛布の電磁波の害についての研究でも指摘された)
発熱するには、それだけエネルギーが消費されなければならない。電気も然りだ。だいたい生み出す熱に比例して、それだけ強い電流が流れなければならない。電磁波の強さは、離れるほど急速に弱まる。しかし、電熱機器は、その周辺に非常に強い電磁波を発生させる。

たとえば電気ストーブ。発熱体から一八インチ程度のところで、五〇ミリガウスも電磁波がある。しかし、ふつうに暖まる距離では、この電磁波の強さもやはり弱まっている。ふだんストーブに極端に近付いてじっと暖まったり、長い時間あたるということはめったにない。

●マイクロ波が洩れる！　電子レンジに近づくな！

電子レンジも、アメリカの家庭ではポピュラーな家電製品だ。パソコンと同じように、当初のモデルは、一九八三年以降の型に比べて電磁波はより多く漏れていた。それがおおっぴらに許されていたのだ。しかし最新型レンジでも一平方センチあたり一ミリワット電磁波漏れは、いまだ認められている。この基準値は工場での出荷前に測定し、達成すればいい。そのあとなにが起ころうと、それは消費者の責任なのだ。

電子レンジ扉周りの材料が傷むとレンジ使用中に漏れ出すマイクロ波が、飛躍的に増大する。だから少なくとも一年に一回はレンジを点検してもらったほうがいい。

ドアのパッキングなどが傷んでいたら、それが修理交換されるまで電子レンジ使用は控えた方がいい。修理がすんだら電磁波漏れを再チェックして、安全を確認することである。

数多くの「漏洩マイクロ波」測定器が売られている。しかし、いまのところこのような測定器に関する規制はゼロである。結局、よく機能するものもあるだろうし、まるで役に立たないものもあるはず。優秀な修理屋に頼んで毎年チェックしてもらうことだ。

一般に、彼らは十分に調節された精度のよい測定器で点検してくれる。

●マイクロ波の〝安全〟レベルはいまだ不明

しかし、まだ問題は残る。マイクロ波被曝の〝安全〟レベルが、いまだ正確に決定されていない。この本の最初のほうで、私は、過去二〇年にわたる研究の流れを概括した。

そこでは明らかに、生物学的影響を与える電磁波の限界線量値は、着実に下がってきている。いまや、その値は〝温熱効果〟レベル値よりはるかに低い。

しかし、いまだ、連続的被曝した場合の安全レベルはわからない。

ガイ博士の研究によれば、安全値は一平方メートルあたり〇・五ミリワット以下でなければならない。また、われわれは電子レンジのように断続的に被曝する場合の「時間」「線量」との関係もわかっていない。今のところ言えるのは、しっかりしたメーカーによって作られ、腕のよい補修員で毎年点検されている電子レンジなら、ふだん使う分には大丈夫だろう、といった程度だ。

しかし、電子レンジが調理している間は、その直前には立ってはいけない。

だから、レンジをまずどこに置くか、注意深く考える必要がある。

（電子レンジ調理自体も危険だ。レンジで調理したエサを与えたら実験動物は皆死んだという。人間に血流異常を起こしている。ヘルテル博士の実験。訳者注）

●無線機・コードレスホン・携帯電話

この一〇年ほどで、個人用無線機の使用は目にみえて多くなってきた。以前から、このような無線機使用には免許が必要だ。そうしてコントロールされてきた。主に使われるのはアマチュア無線家、それと多種にわたる公式サービス部門（たとえば警察署、消防署など）である。

この無線機も、いまや、免許を必要としない新しい広大な市場に急速に広がっている。ここにはラジオや、コードレス・テレホン、携帯電話、家庭やオフィスのセキュリティ・システム、ラジコンのオモチャ、その他が含まれる。

このような発達は、重大レベルまで、高周波（RF）被曝する人たちの数を飛躍的に増大させている。

ほとんどの無線機やコードレス・テレホンのアンテナは、使用者の側頭部からたったの一〜二インチしか離れていない。これら機器の電波発信出力は制限されている。

といっても、この規制は他の電波通信を阻害しないために定められたもの。けっして使用者保護のためではない。これら機器間のコミュニケーションは、電磁波を発生させることのみで可能なのだ。たとえばあなたが手持ち機器（携帯電話など）の〝送信ボタン〟を押す。すると同じ電磁波が、あなたの脳の中にも侵入する。このような無線機類の使用者間に脳腫瘍などの疾病が発生しているのではないか。しかし、そういう研究は一切行われていない。

ワシントン州衛生局サムエル・ミルハム博士は、こう報告している。

「一般の人々にくらべて、アマチュア無線愛好家の白血病の発病率は著しく高い」

適切な疫学調査が実施されるまで、私は、人々にこのような機器の使用は必要最小限に抑えることをすすめたい。そして、使う時間もできうる限り短めにすることだ。

（その後携帯スマホは、まさに人類一人に一台のいきおいで普及している。電磁波強度も2G、3G、4G……と世代が上がるごとに一〇倍ずつ増加。人体被害も激増している。拙著『新版ショック！　やっぱりあぶない電磁波』花伝社　参照。訳者注）

●身の回りの電磁波を測る方法

身の回りに数多くある電気製品――発生する電磁波を測定するにはどうしたらいいか。

カンザス州ハムボルトの開業医、エドワード・ロング医師がかんたん、かつ安上がりで、その上、驚くほどに正確な測定方法を発見した。

ロング医師は、小型の乾電池式AMラジオが非常にこれらの〝電場（電界）〟に強く反応することに気づいた。なるほど、これら小型ラジオは電磁波には反応しない（しかし、電場には敏感に反応する)。

電場はいうまでもなく、それ自身電磁波の強さの指標である。

たとえば、あなたの部屋のテレビからの電磁波を測るには、まずAMラジオのスイッチを入れる。選局ダイアルを回して、局外のなにも聞こえない位置に固定。そしてボリウムを最大限にする。ラジオをテレビの前面から、一フィート離したところに置く。次にテレビのスイッチをオンにしてごらんなさい。あなたは、AMラジオからの突然の〝騒音〟に、びっくり仰天するはずだ。次にラジオをテレビの前から遠ざけていく。〝騒音〟が消える位置までラジオを離したとする。すると、そこがおよそ一ミリガウスである。

ただし、ラジオのアンテナは指向性である。だから最大限の〝騒音〟を感知するには、各々の測定位置でラジオをぐるぐる回転させてみる必要がある。この方法でコンピュータやステレオ、その他の高周波(RF)を発生している電気製品の電磁波強度を測定できる。ただし電気ストーブやヘア・ドライアーなどのように六〇ヘルツ電磁波(超低周波)のみを発している機器の測定はできない。

強力な六〇ヘルツ超低周波から高周波のマイクロ波域まで、すべて正確に測定する計器もある。しかし、これらのほとんどは購入したり借りたりするにはあまりに高価だ。最近、二、三、比較的安価な測定器も登場してきた。これらは六〇ヘルツ電磁波なら正確に測ることが可能だ。

この項では、私は一般的なガイドラインのみを紹介するにとどめた。

（現在では、ネット通販で、さまざまな電磁波測定器が市販されている。高価なプロ用から安価なものまで、さまざま。簡易測定器でよいので一家に一台、常備をおすすめする。訳者注）

ここで私が提案している規制値（一ミリガウス）等は、ただ私自身の考えによる。むろん、これらは暫定的な値とみなされるべきである。これらの値は現時点におけるデータに基づき、私が分析して算出した。当然、より多くの情報が得られれば、見直しは必要であろう。

一般的に見て、私は次のようにアドバイスしたい。日頃使っている電気製品を見直しなさい。そして、「時間」と「線量」の関連、さらに一ミリガウスの警告を忘れないように。

同様に、もし、電磁波を発生する電気製品を買おうか、買うまいか迷っているなら、この安全性の面も考慮することが望ましい。買う前に、自問すべきだ。

「本当に、これ必要なんだろうか？」そして「どれだけ長い間、この機械の電磁波に晒されるのか？」と考えるのである。

電波塔が発信する〝電波〟も危険だ

●テレビとFM、AM放送タワーもあぶない

これまで、電力送電システムから発生する家庭内六〇ヘルツ電磁波について考えてきた。

あなたが、家でテレビやラジオ番組を楽しんでいるとしよう。すると同様に同じ高周波（RF）の電磁波が存在することになる。それらは六〇ヘルツ電磁波（超低周波）に比べて、比較にならないほど弱いかもしれない。しかし、われわれは高周波（RF）電磁波に継続的にさらされた場合の安全レベルを、いまだ知らないのだ。

これは荒唐無稽な議論に聞こえるかもしれない。このような電磁波による通信網は、文明国家では自明の理である。しかも、われわれはこれら文明の利器を長いあいだ使い続けてきた。なにも、都合の悪いことは起こっていないじゃないかと、あなたは思うだろう。

しかし、それはまちがいである。無線通信が広範に利用されるようになって、まだわずか数十年にしかならない。私は、年配だからラジオの〝旧き良き時代〟を思い起こす。

それは一九二〇年代、そして一九三〇年代の初期だった。その頃の受信機といったら、鉱石ラジオだった。そして、ほんの一握りのAM放送局の番組を聞くことができたものだ。

このようなのどかな時代が終わり、ちょうど第二次世界大戦を契機に劇的変化が起こった。テレビの商業放送の出現とFMラジオ放送の開始である。

なんにも都合の悪いことは起こっていない、という人はこう考えているのだろう。

テレビ電波などの電磁波が、本当に危険なら、これぞ悪影響とでも呼べる病気が現れるはずだ、と。たとえば、FM発信装置を動かしたとたんに、皆の髪の毛が緑色に一変すれば、関連性ははっきりしている、というものだ。

しかし、われわれはすでに気づいていることだが、人間が作りだした電磁波を浴びることで起こる病気は、一般に、目新しいものではない。

ほとんどは既存のさまざまなタイプの病気の増加という形で現れてくる。これらはたいてい他の数多くの原因物質（たとえば有毒物質）のせいにされがちだ。疫学調査が十二分に出そろうまでは、われわれは電磁波がどこまで危険か、その範囲を真に知ることはできない。

●ＦＭ電波を浴びるほど白血病が増える

第Ⅳ章（165頁参照）で、私は一九七〇年代初期にウイリアム・モートン博士によってなされた研究に触れた。それはオレゴン州ポートランドでのＦＭ放送と白血病との関係について調べたものだ。博士は、最も高いレベルＦＭ電波を浴びた住民たちに、最も高い率で白血病発病が見られたと報告している。

モートン博士がこの研究を行ったとき、これら結論は、あまりに異様だったので、研究資金を助成した米環境保護局（ＥＰＡ）は、それを無視してしまった。

しかし、これら結論は一九八六年に、ホノルルのブルース・アンダーソンとオールデン・ヘンダーソン両医師によって追試され、事実であることが確認されたのだ。

「とるに足りぬ問題」（米環境保護局〈EPA〉）

●市民は自己防衛するしかない

残念なことに、これら二つの研究はほとんど無視されてしまった。

ただそのかわりに米連邦通信委員会（FCC）が設定した電波強度の新規制値が設定された。ただこれは新規の放送用電波塔を建設するにあたって、その基地周辺部への「電波障害を防ぐ」目的で電波の強さを規制したものである。一般住民の安全を配慮した連邦政府ガイドラインなどまったく存在しない。

それればかりか最近、米環境保護局（EPA）はつぎのようにすら言っている。

「とるに足りぬ問題であり、近い将来ですら取り上げることはありえない」

この問題は各々個人の肩にかかってくる。

市民やその子どもたちが、学校や家庭でどれだけ電磁波の危険にさらされているのか、それを自分たちで判断しなければならない。必要な確固としたデータは不足している。

だから市民ができる最善の方法は自分の家が電波の発生源に「どれだけ近いか」を判断することだ。電波塔、その他放送局などいかなる発生源もチェックの対象となる。

あなたは、つぎのように聞き返したくなるだろう。どれだけ近ければ、〝近すぎる〟のか？

残念ながらデータが不足しているため、それには、はっきりは答えられない。

●放送タワーから八〇〇メートル離れろ！

商業放送のテレビやFM放送局のような、高出力の電波発生源について見てみよう。

もしも、自分の家と放送タワーとの間に丘のような障害物がなければ、少なくとも約半マイル（八〇〇メートル）は離れているべきだ。

そうすれば、まずは安全なはずだ。これは前述の二つの（FM電波と白血病に関する）予備的研究データにもとづいて言えることである。

私はつぎのことを強調しなければならない。あなたの家が、電波タワーの一〇〇フィート（三〇メートル）以内にあったとすると、たぶん危険は現実のものとなる。とりわけ子どもたちへの危険は明白だ。

電波の潜在的な危険性を判断する。そのために、何を知らなければならないか。

TV電波もFMラジオ波もマイクロ波も送信機からまっすぐに飛ぶ。遠くの地域に信号を送りとどけるために発信タワーは、できるだけ高い土地に建設される。だから、都市周辺の丘の上に電波タワーがひしめきあっている。その都市の最高層ビル屋上に何本もアンテナが立ち並んでいる光景がよく見られる。テレビやFM放送アンテナ、地元警察や消防署、行政サービス用、呼び出しサービス用、その他の通信用タワーが林立する。各々のアンテナは、それぞれ異なる周波数で発信しているとしても、全体電磁波は、総体として大きな電磁波を作り出す。だから、この地域の電磁波レベルは非常に高いものになるだろう。

●全米に危険な〝ホットスポット〟二〇〇カ所

何年か前、米環境保護局は合衆国全土を調査し、このようなアンテナ群で作りだされる電磁波の強い〝ホット・スポット〟を約二〇〇カ所確認した。しかし、規制がないために、このようなホットスポット内部や周辺に住宅地ができることは珍しくはない。

一方、AMラジオ放送局はたいてい谷間に建設される。AM電波はタイプが異なり、直進するわけではないからだ。数多くのAM放送局が何年も前に建設されたために、住宅地の開発や学校、公共施設などがしばしば、これら放送局の隣に建てられている。

送信アンテナの形や、タワーの形状は様々だが、テレビ、FM、AMラジオ、通信施設から発信される電波はきわめて似ている。それらは電波タワーの建っている場所から三六〇度の角度で周囲に放射されるのだ。AMラジオ放送局は一〇〇フィート（約三〇〇メートル）ずつ離れた何本かのタワーをもっている。その低周波は、地上の形をなぞるように伝わっていく。だから、丘の間にあっても受信できる。上空に飛んでいったAM電波は電離層に入射角と同じ角度で反射して地上に戻ってくる。

このようにつぎつぎに反射することで何千マイルも離れたところまで電波は到達するのであ

る（これは短波放送で使用されている技術である）。上空に飛んだテレビやＦＭ電波は電離層に反射されず、宇宙につきぬけてしまう。非常にまれに磁気嵐が電離層のエネルギーを増加させることがある。すると、高周波は反射され地上に戻る。こうして、発信地から何千マイルも離れた土地に到達することも起こりうる。

●マイクロウェーブの危険度は？

第二次大戦以降、ほとんどの長距離電話ケーブルは、マイクロウェーブ（極超短波）のネットワークにとってかわられた。幸運なことに、このマイクロウェーブ通信網は、今日、埋設された光ファイバーケーブルによるレーザー通信に替わろうとしている。

この新技術は、はるかに効率的であるだけでなく、はるかに安全なのだ。なぜならこのような光ケーブルからは、電磁波をほとんど発生しない。しかし、通信の主役交替のスピードはあまりにゆっくりしている。まだ、国土の主要な長距離の極超短波ネットワークのほんの一部が、光ファイバーに切りかえられたにすぎない。一方で、公共サービスや、施設、商業関連などでの極超短波の使用はさらに成長を続けている。

極超短波の発信施設の安全性について考えてみよう。

人々は極超短波といえば、まるで細い、あるいは鉛筆のようなビームがまっすぐに受信アンテナめがけて飛んでいく。そして、その他の方角には飛んでいかないと思っているようだ。

まさにその通りならばエンジニアの見果てぬ夢が実現したことになる。それなら最も効率のよい電波利用だからである。しかし、実際はそうはうまくはいかぬ。あらゆる極超短波の発信アンテナは、主要なビームを放射すると同時にサイドローブ（ムダな電波）も出てしまう。これはどうしても避けられない。この余計な極超短波はちょうど発信アンテナの表面から一八〇度にわたり広範囲な方向に電波を放射することになる。

極超短波の発信アンテナには、やはりさまざまな大きさや形がある。それらは多くの場合、一本の電波タワーにまとまっている。

電波「安全基準」は一平方当たり〇・一ミリワット以下に

極超短波の潜在的な有害性、さらにこのタイプの電波発生源からの危険を考えてみよう。発信源の施設からの距離だけを考えるのは不十分である。いくつかの送信機によって特定の場所が照射されることを計算に入れなければならない。だから、それぞれの発生源から届いた電磁波を測り、さらに所在地の電磁場強度を加えることが必要だ。私の見解ではこれら総合的な電磁場の強さが一平方メートル当たり〇・一ミリワット（〇・一mW／㎡）を越えた場合、居住者にはなんらかの害がある。

自分の家が、この許容範囲にあるかどうかを判断する方法はただ一つ、じっさいの測定値を入手することだ。それがなければ極超短波とＲＦ（高周波）測定機を借りて自分自身で測ってみる。しかし、そのときでも連邦政府の具体的規制値がないことがネックになる。

先に述べた値（〇・一mW／㎡）では、既存の電波送信施設の閉鎖や移転要求は不可能だろう。それができるのは米国家規格協定の定めた基準値（一平方センチあたり五ミリワット）を越えたときのみだが、そんなことはほとんどありえない。

ただ、計画中の施設についてはまだ望みがある。地方自治体の土地利用規制課などは、住民に潜在的な危険をおよぼす恐れのある施設には建設許可を出さない場合がよくある。

ただし、これには悪影響を受ける市民の組織立った行動が必要である。

もしも、人工衛星からのテレビジョン放送電波受信アンテナの近くに住んでいたとする。この場合は、なんら心配はいらない。これらは受信専用アンテナだから、なんら電磁エネルギーを放射しない。ただし、衛星向けの送信アンテナ（これらの直径は五〇～八〇フィート）は強力な電磁波を発射している。

●マイクロウェーブ問題の解決

高周波（ＲＦ）による環境汚染問題は、連邦レベルで論議されなければならない。

いくつかの州や市では、すでに健康影響があるものとして地域レベルの規制値を設定している。これらは州によって相当異なる。従って整合性の問題が現れ始めている。結果として、連邦レベルではこのような各地の基準値は適用できない。全米規模で効力があり現実的な基準を決めるには、連邦政府はしっかりした科学的データを踏まえて、基準を統一しなければならない。しかし、不幸なことに、現時点では、まったくそのようなデータは存在しないのだ。

従って、私はそのようないかなる基準の設定にも反対だ。なぜなら、それは安全性について、かえって不適切な規準をもたらしかねないからだ。

連邦政府が現実から目をそらさずに、この問題を取り上げたとしよう。全米規模の障害レベルが、すでに都市部などに存在する規制値より、さらに低く設定されたらどうなるか？

そのとき、われわれはテレビ・スイッチを切らなければならないのか？　そうではない。

●テレビ塔は、衛星放送（DSB）で不要となる

障害レベル（規制値）が決められたなら、技術的解決はけっして困難ではない。

現在のところ、連邦通信委員会（FCC）の決めた「規制値」は、あらゆるテレビ、FM・AM放送局の電波出力が、他の放送局の電波障害をもたらさないことを目安としている。ひとたび、「居住環境での総合的電波レベルを減らすことが必要だ」ということになれば、平均的な電波信号の出力レベルも要求値まで引き下げられるだろう。

つぎの段階では、電波の発信時間を制限することになるだろう。では、電波をより遠くに飛ばすにはどうするか？

そのためには、より低出力の中継局の建設が進められるはずだ。

テレビ塔は、ダイレクト衛星放送（ＤＳＢ）導入で、なくすことも可能だ。

この技術によって、テレビ番組電波は人工衛星から、地上の広い地域に送信される。そのときの出力は地表ではきわめて低レベルである。現在、この衛星放送はテレビ塔建設が経済的にひきあわない多くの辺地ですでに導入されている。

その他、まだまだやれることは多い。

われわれは「安全」のために、なにも今ある公衆通信システムをやめる必要はないのだ。

送電線で室内一〇ミリガウスならすぐ引っ越せ

●子どもには特に危険だ！

送電線とさらにその付帯施設、たとえば変電所や変圧機（トランス）については、すでに危険性許容限度として三ミリガウスという一応の磁場強度基準がある。

あなたがすでに建設されている送電線の間近に住んでいるとする。

部屋の中の磁場を測定したら平均一〇ミリガウスあった。どうしたらいいか？　危険性と便益を比較考量して、あなたと家族が危険にさらされていると判断したら、答えはかんたん明瞭だ。不愉快かもしれないがとるべき道はただ一つ、引っ越しである。極超短波（マイクロウェーブ）や電波発信施設の建設に反対するのと同じように、送電線に対して撤去を求めて裁判を起こすのは、コストもかかるし、時間もかかる。そして、空しい結果に終わるのは目に見えている。

住民が力を合わせて反対運動を起こせば、送電線の建設計画を撤回させることは可能かもしれない。

●反対運動は時間と労力がかかる

ただし、これにも時間と苦労とそして金がかかることを覚悟すべきである。

電力会社側は、計画申請した送電線を守るために、つぎの二つの根拠をもちだすはずだ。第一に、送電線が健康被害をもたらすという確たる証拠がない。

第二に、電力を供給するという差し迫った公共的使命がある。送電線が建設されなかったら、経済も困窮する。電力が不足すると停電で真っ暗にもなりかねない、と主張するだろう。

この二つの言い分には、かんたんに反論できる。最初の「危険性の根拠がない」などという主張には、この本の第Ⅳ章のデータをみせれば良い。

二番目の言い分も長期的に解決していけば、「停電」などということは起こり得ない。いったい、われわれはこれ以上の電力を本当に必要としているのだろうか。

電力会社の経営は、それぞれの州によって規制されている。しかし、ビジネスであることには変わりはない。彼らはもっともっと電力を売り込もうとしているのだ。そして過剰な発電設備や送電線の建設を正当化しようとしている。

事実は、それらが一貫して電力の将来需要予測を過大評価していることを示している。

電力設備は過剰、「エネルギー危機」は嘘だ

●電力不足で経済破滅は大嘘だ

ロバート・C・マーリー氏は、アメリカ、エネルギー省資源保護部門の特別補佐官である。彼は、一九七三年以来アメリカ産業界でのエネルギー消費傾向を調査している。

一九八四年、彼のリポートによるとアラブ諸国が石油を禁輸した一九七三年（第一次石油ショック）から後の一〇年の間に、アメリカのエネルギー消費には重大な変化が起こっている。それまで、石油消費量は着実に増加していた。なのに、この時期には年ごとのエネルギー需要は頭うちとなり、あきらかに減少傾向になっていったのである。

こうして一九八三年度エネルギー消費総量は、七三年消費量を下回った。一方、この期間の経済成長率を見ると毎年平均で二・五%を達成している。一九七三年以前、電力会社は、八三年までにはエネルギー需要は三〇%増大すると予測していた。むろんこのようなことは起こらなかった。なのに経済は成長を続けた。

マーリー氏報告のポイントはつぎの点だ。

八四年に（石油などの）エネルギーが安く供給されはじめるとまたもやエネルギー消費が増大しはじめ、この増大分は実際には不必要で非効率をもたらすということである。

二年後、マーリー氏の心配は、現実のものとなった。

電力会社はまたも、新規の発電プラントなどの建設に着手しないと「エネルギー危機で破滅が訪れる」と言い始めたのだ。

この予測に対して、コロラド州オールドスノーマスのロッキー・マウンテン研究所のエモリー・ロビンズ博士は、電力の利用効率を増大させていけば、かんたんに電力会社のいう増加分を相殺できる、と主張している。そして、この省エネ工夫のほうがはるかにコストも安くてすむ。

●余りに過剰な電力、余りに過剰な被害

一九八八年、憂慮する科学者同盟（ＵＣＳ）の提言した原子力利用についての報告の一節はこう述べている。引用してみよう。

「今日、アメリカは過剰電力で溢れている。一九八五年当時ですら、アメリカには五二%もの過剰電力があった。これは緊急事態に備えた分や、夏場の電力需要ピークを補ってもあまりある量だ。それどころか、電力会社は、その供給に必要な分をはるかにしのぐ数多くの過剰発電プラントを抱え込んでいる」

この時点で、これ以上の発電所も送電線も必要ではないことは明らかである。

前記の分析は皆、アメリカのエネルギー・システム作動効率のみにもとづいている。

六〇ヘルツ電力使用で起こりうる一般住民の健康被害に触れたものではない。この健康危機という要素も考察に入れてみると、導かれる結論は明白である。

エネルギー消費を抑え、さらに省エネ努力の必要性はより切羽つまったものとなってくる。

私は「電力供給システムを破壊せよ」と言っているのではない。

「ランプの暮らしに戻れ」と言っているのでもない。私が主張しているのは、基本となる全体システム構造を変えていくことだ。

電力供給を「集中型」から「分散型」に換える

●巨大発電所を小規模発電所に

巨大発電所を建設して、広い地域に送電線を張り巡らせ、電力供給する「集中システム」の発想は、電気エネルギーが最初に生み出されたときすでにイメージされていた。当時は、数多くの小規模独立システムが各地に建設され、比較的狭い地域ごとに電力を供給していたのだ。巨大発電所を一つ作り、散らばった狭い地域を一つにまとめて電力供給すれば、はるかに利益が上がる。これが、「集中システム」採用の動機である。

以来、「集中システム」はあらゆる産業を支配してきた。

アメリカ全土を送電線で網の目のように覆いつくした「集中システム」は、しかし、重大な欠陥をもっている。

第一に、これはじつに危なっかしいシステムである。どこかほんの一カ所の故障が、いくつかの停電とともにシステムの大部分の破壊の引き金になりかねない。

第二に、発電設備がますます巨大化するほどに超高圧送電線の需要が高まってくる（七六万五〇〇〇ボルト高圧線がすでに使われている。さらに一〇〇万ボルト高圧線すら計画されているのだ）。このような超高圧電線から発生する電磁波は、電圧に比例してさらに拡大し、かつ強力になることはいうまでもない。

そして、このような超高圧電線の建設は、きわめて数多くの周辺住民に危険レベルの電磁波を浴びせる結果になるのだ。

こうした欠陥は、システムを「分散型」に再構築することで未然に防ぐことができる。

巨大発電設備は、数多くの小規模発電所に取り替える。

●水力・風力・太陽など自然エネルギーを！

これら小規模な発電所は、単一の巨大な発電所にくらべて、従来の化石燃料にくわえて水力や、風力、さらには太陽熱など多彩な自然エネルギーを利用できるという利点がある。

これらの発電所からの送電線は、より狭い地域に送電すればすむ。よって、電圧も電流もより小さくてすむ。これら小さな供給地域は、各々、隣り合った地域と強い絆で結ばれることになる。電気が不足したり余ったりしたときはお互いに譲ったりもらったりする関係が築かれるのだ。

有害な電磁波発生を食い止められるほか、分散型システムは集中システムに比べて経済性でも競合できるし、停電などの事故もより狭い範囲に止めることが可能だ。

ただし、巨大な集中方式の現在の電力供給体制から、分散方式に移行させるには時間的にも相当の期間が必要だろう。さらに電力会社側は、このような変化に猛烈な抵抗を示すだろう。

しかし、現在でもアメリカ全土で送電線による六〇ヘルツ電磁波の危険にさらされていることを考えるならば、もはやこの電力供給システムの改善は国家プロジェクトとして考慮されなければならない。

もしも、太陽電池による発電技術が進歩を続けるならば、このような電力供給システムの改善すら不必要となろう。この技術では、太陽電池パネルによって太陽光線は直接電力に変換されるからだ。適度な位置と十分な太陽光、そして十分な集光パネルさえあれば、一軒の家で必要なすべての電力を供給することは理論的に可能だ。

現在のところ、このような太陽電池の電気変換効率は一〇%を少し上回る。

これが一五%になれば、他の商業発電と比べても経済的に競合できるようになろう。

企業は「利益」、市民は「健康」で対立する

●企業と市民の双方の主張激突

完璧に危険のない世界に住める——、などといった発想は非現実的だ。

それだけでなく、それは不可能というしかない。いったい、われわれの社会で、ただ便利でリスクはゼロというような物は皆無といってもよいだろう。たんに価値のまったくないものが

存在しないのと同じことだ。すべてのものには灰色の影の部分がある。

われわれができる最善の策は、利便性に照らし合わせてリスクを最小にすることだ。地域や国家レベルでこの危険と利益の比較分析を決定しなければならない。そのときに、やっかいな問題が持ち上がってくる。一般に、これら決定権は、リスクをこうむる市民の手に委ねられず、さまざまな政府機関の手に握られてしまうのだ。

公益事業や、生産企業、バイオテクノロジー会社、などの私企業が生産設備計画を発表するときには、早い段階で、この危険と利益の比較分析の問題は提出されている。

それも、しばしば企業自身の手によって公表される。そこで彼らは言う。この設備で得られる「利益」ははるかに大きい。そして、「危険性」など〝余りに小さく〟問題にならない。そもそも危険と利益の比較分析は、科学的証拠にもとづいて行われるべきもので、この決定に科学者の参加が不可欠だ。

電磁波の健康への危険性を論じるときに、参加する科学者には二つのタイプがある。

第一は、電磁波の生物学的な影響に関する専門家たちである。彼らはしばしば正反対の見解でぶつかりあう。ある者たちは、なんら有害な影響は起こらないと言い張るし、また、他方は現実に被害は存在しているではないかと頑強に主張する。

●ナンセンスきわまりない〝予測〟

少数派だが、その数を増やしつつあるのが「危険と利益」比較分析の立場に立つと公言する専門家たちだ。

これらの専門家たちは、その対象に直接かかわる必要性はない。しかし、彼らはどのような問題に対しても「危険と利益」の比較分析を弾き出せる、と考えている。彼らは、科学的文献の統計的なコンピュータ化された分析に基づいてこれを行う。つまり、問題の危険性データを数値化して、他の、状況下での危険性と比較するのである。

たとえば、彼等は六〇ヘルツ送電線からの電磁波を浴びた地域住民の発ガン死亡者の予測数を計算する。つぎに、同じ地域のタバコ喫煙によって予測されるガンの死亡者数を算出する。この二つを比較して、送電線被曝は、タバコより害は少ない、と主張するのである。これは、一見科学的に見えるかもしれないが、ナンセンスきわまりない。

このタイプ分析の根本的欠陥は、現時点の科学データを、最終的な、もはや覆されることのないデータとして、取り扱っている点だ。

●企業利益に奉仕する御用学者

また、私は有名学者の間では、往々にして意見の違いが見ら**れ**な**い**という事実に〝科学的な〟疑問を感じている。

学者間の意見の相違は、各々の誠実さの現れでもあるだろう。また、データの不確実な部分に触発されて、対立することもある。一見、正当ながら異なった現象を示すものに対しても、意見は対立するはずだ。このような意見の対立が起こったとき、実際の決定を下す側も困り果てる。このような時に、上院公聴会が開催されたことがある。

そのときつぎのような有名な話がある。議員の一人が同僚に耳打ちするのが聞こえる。

「俺たちがすることは何だと思うかい？　両方のノーベル賞学者の人数を数えることなのさ。そして、多いほうの勝ち！」

不幸なことに、科学的意見の相違を表明することは、常に高貴なものというわけには参らぬ。科学者であろうと、やはり人の子である。ある者は、なにものかに気を使って自分の意見をあいまいにする。危険性データをあえて黙殺、そして、有害と叫ぶ学説を偏見の目で見る。そういうことはよくある。なかには（意地悪く）無害データに比べて有害データにだけ、はるかに高い水準の科学的厳正さを求める輩《やから》もいる。

このような御用学者の言い分は、決まっている。

「どうも、なんらかの危険性はあるようだね。だけど、はっきりさせるためには、もっと研究が必要なのでは……？」

いずれにしても彼らの〝勧告〟は、当の（送電線などの）施設建設をくいとめるには、何の役にもたたない。

●市民の立場は余りにも弱い

建設計画に反対する市民は、ふつう、同じ立場で戦ってくれる専門家を雇うだけの資金的余裕がないのが実情だ。

私はこのような場面に何回も遭遇した。私は望む以上の時間をそれに割いている。

相手の企業や政府と、反対の市民の側では資金面での不平等がありすぎる。

そこで、私の意見だが、企業や行政側は自分たちが専門家の証言を得るために費やしたのと同額資金を、反対派の市民にも拠出するように、法的な措置が講じられるべきではなかろうか。

正当な「危険と利益」の比較を行い判断を下すには、どうしたらいいか?

それは極めて明快だ。決定をくだすために必要なすべてのデータは、関心をもつあらゆる人に公開すればいいのだ。まさに単純明快にみえる。しかし、現実には、われわれの技術社会において、これは相当量の金額の出費を覚悟しなければならない。

これらデータが不完全あるいは不正確であったらどうか。もしも潜在的な危険性をしのぐ利益を正当化する結論が出る前に、利益の具体的な実証がなされなければならない。

データが正確であったらどうか。これらのデータに対して公開されかつ公正な評価に基づいて決定が下されればよい。

正確なデータと同じく重要なのがつぎの原則である。「危険と利益」の比較について最終的な決定を下すのは、じっさい危険にさらされる人々自身なのだ、という原則だ。

●健康と未来のため勇気の一歩を踏み出そう

市民が、電磁波を出す施設建設によって、危険にさらされるということに気づいたら、まず行うべきは団結だ。団結した市民グループは二つの効果的な武器を手にしたことになる。

一つは新聞とマスコミである。反対立場をニュースバリューのある話に組み立ててアピールしなさい。そして、その立場をくずさないことだ。新聞やマスコミは、反対運動の根拠となる意見をもっている専門家にインタビューすることもできる。

もうひとつの市民の武器は、つぎの選挙の投票箱だ。

緊急に必要なもの、それは正しい「規準値」である。電磁場を発生させる施設・設備に限らない。環境全般を侵害するような「技術革新」のすべての段階でこの正しい「規準値」が必要である。

政府の責任ある機関によって適切な測定がなされるまで、「危険と利益」の比較は、一人一人の市民が自分で判断しなければならない。

自分たちの健康や子どもたちの健康を守るために正しい行動に踏み出すことは、実に市民一人一人の肩にかかっているのである。

〈訳者解説〉有害電磁波の悲劇はすでに全人類を襲っている

●大病院と放送スタジオのガンリスク

最近、テレビや週刊誌で、売れっ子フリーアナウンサーだった逸見政孝氏の、勇気あるガン告白と闘病生活の模様が話題である。

マスコミを中心とした世間一般の興味は、例によって逸見氏の家族や友人などのプライベートな話題に終始しているが、逸見氏のガンそのものについてもう少し突っ込んだ、専門的な観点からの追求がなされて然るべきではないだろうか。

それというのも、いま、専門家の間で最もガンの危険が大きい職場として注目を集めているのが、近代設備を誇る大病院（とくに手術室）と放送局のスタジオ現場であるからだ。

どちらも、防音やノイズ防止、対放射線防護のためにぶ厚いコンクリート壁で囲まれていながら、内部は高電圧の照明装置やさまざまなエレクトロニクス機器で充満している。

本番中、あるいは手術中にはこれらの機器が一斉に作動する。それはまさしく、ありとあらゆる電磁波が放射され、壁に乱反射する、電磁波の〝檻〟とも言うべき状態だからである。

そうした環境の中で、日常的に仕事をしているTV局員や病院の職員にガンが増えているというのは、ひそかに語られている事実である。こうした点から見ると逸見氏のガンも、けっして降って湧いた不幸とばかりは言えないのだ。（逸見氏の家系にガン患者を見つけて、さもありなんという報道もあったが、これはあまりに無責任すぎる。では、家系にガンを持っていたなら、何もかもあきらめねばならないのか）

高電圧ライトの下で、各種放送機器から漏れる電磁波の海の中で仕事をしてきた逸見氏の肉体は、細胞分子レベルでストレスを増大させられ、ついに発ガンに到ったのである。

適切な電磁波防護の措置がとられていたならば、その発ガンは十分避け得たであろうし、増殖も抑え得たかもしれないだ。

●電話局エンジニアの肺ガン一〇〇倍！

電磁波が、ガンや白血病などと密接な関係があるということは、欧米ではすでに多くの人々にとって〝常識〟と化しつつある。

「高圧送電線からでる電磁波で、子どもの白血病が急増……」

米『タイム』誌（九二年一〇月号）に載ったスウェーデン、カロリンスカ研究所の衝撃的リポートである。二五年間をかけて送電線から三〇〇メートル以内に住む住民五〇万人の調査をした結果、小児白血病の増大に電磁波が極めて重大な原因となっていることがわかったのである。送電線近くに住んで電磁波強度が二倍になると白血病発症は三倍、強度が三倍になると発症リスクは四倍……と危険性は急速に高まるという。

米『ニューヨーカー』誌（九〇年七月九日号）は「高圧送電線の間近に住むと、ガンや奇形児の出産の原因になる」と、数十ページにわたる克明なリポートを掲載して、全米をパニックに陥れた。コネチカット州、ギルフォード市のメドウ・ストリートは、いまや〝悲劇の通り〟と呼ばれる。ここには変電所があり、家々の上空には高圧送電線が張り巡らされている。

変電所がパワーアップした五〇年代後半から住民に異変が現れた。脳腫瘍やガンで倒れる住民が続出し、背骨が湾曲した先天異常児や精神薄弱児などが生まれている。

ニューヨーク州電話局で働く約五〇〇〇人のエンジニアを対象にガンに対する罹患の割合を克明に調査した結果、すべてのガンで、全米平均を上回る高い数値を示した。米ジョンズ・ホプキンス大学、ジェネーブ・マタノスキー博士の報告である。

また、電磁波にさらされる頻度の高い職場ほど白血病にかかるリスクも比例して高い。とりわけ中央電話局コンピュータや交換器に囲まれて働く男性エンジニアの肺ガン発生率は、全米平均の一〇〇倍に達している。

たとえば四〇万ボルト高圧送電線が家の近くにあったとする。

この送電線の真下から三〇メートル離れた地点では次のような有害作用が現れる。

てんかん発作、筋力の衰弱、記憶喪失、白血病の増加、疲労、集中力の欠如、頭痛。六〇メートルでは心臓発作の頻発、発ガン、激しい動悸、記憶喪失、網膜の灼熱感、てんかん、頭痛。一〇五メートルで発疹、めまい、関節痛、動悸、目の灼熱感、甲状腺疾患、一五〇メートルで、まれに小児の白血球増加、成人の腫瘍。二四五メートルでまれに眼のガン、アレルギー患者の発作……など。驚いたことに三〇五メートル離れてもアレルギー患者の反応が見られることだ。

(『アース・リポート』より)

日本の専門家も「高圧送電線の少なくとも一キロメートル以内に人は住んではいけない」(京都大学、荻野晃也博士)と警告する学者も現れてきた。

すでに、アメリカでは一九八六年、ヒューストン電力会社が三つの学校区から六〇メートル以内にある三四万五〇〇〇ボルトの送電線によって損害を受けたと学校側から訴えられて敗訴し、二五〇〇万ドル支払いを命じられ、送電線を撤去している。

現在、アメリカでは一〇〇件を越える電磁波被害の裁判が提起され、いまや電磁波公害は社会的にも広く理解されつつある。

●市民の側に立つ稀有《けう》な学者

ロバート・ベッカー博士の『クロス・カレント』は、こうした電磁波の脅威に対して警鐘を鳴らす最初の体系的書物といえる。

原著は三三六ページにわたる大著で、一二章で構成される。全訳するのがベターであろうが、紙数の関係もあり、電磁波と生物の関わり、そしてより具体的な電磁波公害に関係する七章分を完訳した。医学の歴史や電磁波治療、超能力と言われているものの電磁科学的な解明に関する五章分と付記された軍事技術に関する章は割愛させていただいた。

別の機会に改めて読者の前にご紹介させていただきたいと思う。

また、各章の配列も、読者の理解を得やすいように若干の入れ換えを行った。

さらに、医学、生物学、電子工学、地球物理学など、多様な学問領域にまたがる記述も、できうる限りわかりやすい論文とし、訳註も本文の中にカッコで入れるなどの工夫を行った。そのような配慮が行きすぎて、それぞれの分野の専門家の方々からお叱りを受けないか、むしろ心配である。

われわれとしても幾人かの専門家の助けを借りたが、今後もそうしたさまざまな分野からのご指摘、ご教示を期待したい。

ところで、著者ロバート・ベッカー博士は、日本では一部の専門家にしか知られてはいないが、アメリカでは、生物学的な電磁と再生医学の分野でのパイオニア的な研究者であり、その指導的な学者として有名である。ノーベル賞候補にも、二度にわたってノミネートされるなど、アメリカ生物・医学界の巨星といってもいい大学者である。

現在は、ニューヨーク州立大、同州メディカルセンターおよびルイジアナ州立大メディカルセンター正教授として教育と研究に活躍している。

しかし、ベッカー博士の名声は、こうした純粋な科学者としての名声のほかに、本文からも察せられるように、全米に広がる高圧線訴訟や発電所建設反対運動などに立ちあがった市民たちへの、惜しみない支援によるものである。そして、この『クロス・カレント』もふくめた博士の著作は、今日ではそうした市民はもちろん、広範なエコロジストの運動を展開する世界中の人々にとって、一種のバイブルとなっている。

●世界最大の軍隊と一人対峙する

本文を読み進むうちに読者にも自然に伝わると思う。博士の研究態度は、現代でもまだこのような人がいたのか……と思わせるほど科学的良心と人間としての誠実に貫かれたものである。アメリカ海軍が、電磁波の危険性を覆いかくす目的で行った「サングイン研究」の結果報告を博士が詳細に分析し、使われた実験動物が無菌状態で育てられた事実を暴き出し、最後には、電磁波被曝による発ガン性の著しい事実を解明する件《くだ》りが第Ⅳ章に詳しく書かれている。

「アメリカ国民の生命と財産を守るべき米軍が、危険な超低周波通信ネットワークで、アメリカ国民の生命と財産を脅かしている。それは断じて許すわけにはいかない」。彼は、たった一人で世界最大の軍隊と対決し、「サングイン計画」を撤回に追いやったのである。

これこそ民衆の側に立った科学者のとるべき理想的な活動の典型を示していると言えまいか。

どこかの国の知識人や科学者のように、ハナから企業、政府の御用学者となるのは論外である。ベッカー博士のように自らの研究の中から、市民の健康や安全を守る方途を探り、それを市民の側にフィードバックしてくれるような、そうした専門家がわれわれの国にはなぜいないのか？

広大な宇宙から生命のミクロの世界まで解明

●地球の固有波動と生命現象

博士の説くところを、忙しい読者のために、かんたんに総括しておこう。

ベッカー博士は、まずこの悠久無辺の宇宙に満ち満ちている電磁エネルギーから、生命現象の神秘と謎に肉薄していく。その視点は、なんと生命誕生以前の数十億年も太古の地球にまでさかのぼり、地球環境における電磁波の重要な役割について説き明かすことからはじまる。

地球は巨大な一個の磁石であると博士は言う。

北極（N極）から南極（S極）に向けて長大な磁力線が延びている。まず、この磁石である特性が、太陽からの有害な荷電粒子（宇宙線）の流れ（太陽風）をそらしてくれているのだ。地上に生命が発生し、今日まで繁栄してきたのは、まず地球の磁気圏が有害な太陽風から保護してくれていたという奇跡による。

また、この地球磁場は、過去しばしばN極とS極の反転を起こしている。

そして、この磁極反転の直後に太古の生物種は滅びている。つまり太陽風の脅威から地上の生物を守ってくれていた磁気圏が変化して地上に有害な太陽風が降り注ぎ、種の絶滅に繋がったのである。最近流行の恐竜絶滅論争もこうした視点から改めて検討を加えられるべきだろう。

次に博士は生命の誕生にも、地球磁気が大きな働きをなしていることを証明する。

地球という惑星には、その誕生以来、独自の電磁波が存在し続けている。それは大気上層の電離層と大地との間で、反射しあっている超低周波が地球規模で電波共振現象を起こしている。これらの共振周波数は約八ヘルツ、一四ヘルツ、二〇ヘルツ……といわゆる電力の超低周波(五〇～六〇ヘルツ)より、さらに低いゆったりとした波動である。この太古の昔より悠久のときを超えて存在する地球独自の地表微弱超低周波(マイクロパルセーション)に、われわれ生物の生理や生体リズムは影響を受けているのである(それは現在、発見者の名を冠して「シューマン共振」と呼ばれる)。

●あらゆる生物に磁気器官(生体コンパス)

すでに単細胞生物バクテリアから鳩まで、その磁気方位を感知する「磁気器官」の存在も確認されている。いわば〝生体コンパス〟である。これで動物は自分の位置を確認、帰巣本能で生まれた土地に帰り着くことを可能にしている。人間の頭の中にも同様の磁気器官の存在が確認されている。

電磁波の変動を感知する器官も存在する。これは人間でいうなら〝第三の目〟の名残り、松果腺である。昼夜の地磁気波動の変化を感知し、生体リズムをつかさどる。また免疫や精神活動に深いかかわりをもつ神経《ニューロ》ホルモン（メラトニン、セロトニンなど）を分泌する。

送電線やレーダーなど人工的な電磁波によって、松果腺が感知する自然磁場が乱されると、これら神経ホルモン分泌の異常が起こり自殺などの精神異常行動を起こしたりストレス反応が現れるのだ。

●アナログ系とデジタル系二重電流

電磁波が生体に与える影響を解明する過程で、さらに博士は驚くべき生理メカニズムを解明していく。それは生命を支配する二重神経システムである。一つは初期進化の過程で現れた原初的な直流（ＤＣ）系の神経電流でアナログ的信号を送る。これは傷の修復や再生などに作用する。もう一つが、高度な神経パルス電流で、デジタル信号によって、筋肉の動きや五感をコントロールしている。

ミクロの世界では、荷電粒子（水素原子核など）に電磁波を放射するとそのエネルギーを吸収、回転したり、らせん運動をはじめる（「サイクロトロン共鳴」）。こうして電磁エネルギーはミクロの原子核レベルで生体に大きな影響をおよぼす。これが遺伝子損傷や、細胞レベルではカルシウム・イオンの流出などの生理変化を引き起こす。

●電磁波の「一〇大有害性」を警告

博士は断言する。

「自然環境にない、人工的に作り出された電磁波はあきらかに生体に有害である」

その有害性は――、

①成長中の細胞への悪影響、②たとえばガン細胞の増加など。③ある種のガン発生率の増加。④胎児（胚）の異常発育。⑤神経化学物質の変化。⑥自殺など異常行動を起こす。⑦生理リズムの乱れ。⑧ストレス増加。⑨免疫システムの疲弊。⑩学習能力の低下。

これらは疫学的にも、さらに実験室レベルでも確認、立証されている。

たとえば、送電線などでさかんに使われている六〇ヘルツを人間のガン細胞に照射すると増殖率は一六〇〇％にも昂進《こうしん》する。また電力会社の労働者の脳腫瘍の発生率は、一般平均の一三倍という。

周波数のはるかに多いマイクロ波などにも、同じ有害作用が現れる。

これは人体が、まるでＦＭ受信機のようにマイクロ波形を、変調して有害な超低周波の波形として感知しているからである。

「人類は、大昔の時代に生命の種を絶滅させた磁極反転をはるかにこえる電磁場の変化を、このわずか四〇年ほどで人工的に作り出してしまった。いま、人類は、自らが作り出した〝エネルギーの海〟を泳いでいるのだ」と博士は嘆く。

その結果、世界的に、ガン、白血病、さらに脳腫瘍や精神障害、自殺などを激増させている。その他、電磁波過敏症という新しい病気も現れてきた。また、慢性疲労症候群、エイズ、アルツハイマー、自閉症……など、これまでまったくとりざたされてこなかった近年の難病も、増大する電磁波が大きな要因である、と博士は指摘する。

コンピュータからの電磁波を浴びたハツカネズミの子どもに五倍も奇形がみられたという報告もある。まず、身の回りの電気製品に注意を払うべきである。

パソコン、蛍光灯、ヘア・ドライアー、テレビ、電子レンジ、電気毛布……など、博士の具体的アドバイスはわかりやすい。ポイントは一ミリガウスの理論的安全ラインだ。

さらに、放送電波やレーダー・マイクロ波など高周波（RF）も有害である。テレビ放送用タワーの近くも要注意だ。なにしろ「FM放送タワーの三〇メートル以内はあきらかに危険」なのだ。

「総体的な電磁波が一平方メートル当たり〇・一ミリワットを越えたら居住者にはなんらかの害がある」とベッカー博士は断言している。ちなみに低周波の電磁波の居住地域での「安全基準」として、ベッカー博士は〇・一ミリガウスを提唱している。電気器具の一〇分の一としたのは、住民は二四時間被曝するからである。

日本の現状はどうか。東電多摩変電所の隣の児童公園のすべり台上で三〇ミリガウスを測定。周辺の家で最高三五ミリガウス……。ここから延びる高圧送電線の鉄塔の下で一〇〇ミリガウス超へ針が振り切れたという。（「ガウス通信」No.2）

公園のすべり台で、博士が提起する居住地での「安全基準」〇・一ミリガウスの三〇〇倍もの電磁波が測定されているのに、住人はその危険にまったく気づいていない……。

――この本は二一世紀の未来社会へ向けて人類が選択し辿るべき道筋を明白に示している。科学史に残る不朽の名著といえる。

この成果を生かすも殺すも今後のわれわれ自身の選択いかんにかかっている。

訳者　船瀬俊介

〈復刻版に寄せて〉地球市民の未来に希望を与える、永遠のバイブル――

受話器の向こうで励ましてくれた温かい声

●電話ありがとう。がんばりたまえ

「……ロバート・ベッカーです……」

突然、受話器の向こうに低い太い声。

全身に緊張が走った。ニューヨーク州立大学の連絡先を探し出し、ダイヤルを回した。

呼び出し音が二、三回鳴った直後、心の準備ができていない。喉がカラカラになりそうだ。

心を静めて、用意した言葉を続けた。

「……わたしは船瀬俊介と申します。日本の東京から電話を差し上げています。あなたの『クロス・カレント』を翻訳したものです」

すると、博士の声は、急に朗らかなトーンになった。

「オー、そうかい。手元に届いているよ。私の本よりチャーミングだね！　次は、私の書いた

『ボディ・エレクトリック』を翻訳したらどうかね？」

予想以上にフレンドリーな方なので、ホッとした。

電話をした理由は、一つあった。低周波電磁波の居住地域「安全基準」は〇・一ミリガウスと考えて妥当かどうかを、直接、確認することだった。

博士は即答した。

「……メイ・ビ・コレクト（適正だと思う）」さらに、続けた。

「三、四ミリガウスでは、子どもに明らかな被害が出ているからね」

さらに、近況も語ってくれた。

「……日々の三分の一は大学の講義、三分の一は研究、そして、三分の一は執筆に充てている。私は君ほど若くはないからね（笑）。電話をくれて、ありがとう。がんばりたまえ」

受話器を置いた後も、感動と昂奮は、収まらなかった。

あの世界的に高名なロバート・ベッカー博士と、直接、対話したのだ！

これほどの誇りと喜びがあるだろうか？

博士の声は『クロス・カレント』に掲載された写真の風貌と同じく、やさしさに満ちていた。

●驚嘆の真理「サイクロトロン共鳴」

わたしと『クロス・カレント』との出合いは、一九九二年までさかのぼる。

旧版の版元である新森書房の社長から、翻訳の依頼が舞い込んだのだ。

当時、わたしは四二歳。しかし、訳出は難儀をきわめた。内容は、まさに大学院レベルの内容だ。専門用語の海に加えて、ベッカー博士の論理展開は、まさに、常人の感覚を超えている。

専門家の助けも借りながら、難解な原著を一歩、また一歩と読み解き、訳出していった。

しかし、その努力の割に本書は初版しか売れなかった。

内容が、あまりに高度で、専門的であったことも、その一因だろう。

しかし、本書との出合いは、まさにわたしにとって僥倖《ぎょうこう》だった。

このベッカー理論の原書を読み解くことで、電磁波問題に関する根本的知識を得ることができたからだ。

眼からウロコという。そこには、めくるめく新しい知の世界が広がっていた。

とりわけ驚嘆したのが「サイクロトロン共鳴」の存在だ。

目に見えない電磁波の波動エネルギーが目に見える荷電粒子の運動エネルギーに転換する。

まさに、物理学的ダイナミズムの極致だ。

これこそ、電磁波の生体有害性を根本から解明する理論だ。

原書を訳して三〇年近くたって、ようやく世界的に電磁波問題への関心が高まってきたようだ。ある時、知人が驚嘆して告げてくれた。

「……『クロス・カレント』が中古市場で六万円以上していますよ！」

わたしも絶句した。三〇年の時を経て、世界がベッカー理論に追いついてきたのだ……。

後の「波動医学」に道を拓《ひら》いたベッカー理論

●すべての組織、器官に固有周波数

ベッカー博士の先見性は、サイクロトロン共鳴にとどまらない。たとえば、生命現象をつかさどる直流（DC）電流と、デジタル（AC）電流の二重存在。さらに、本書では割愛したトカゲの切断された足が再生するメカニズム（次頁図A）。さらには、受精卵の胚が体細胞へと進化する発生現象の神秘……（同図B）。これらの知見は、後に拙著『未来を救う「波動医学」』（共栄書房）など「波動医学」シリーズにつながった。ベッカー博士が提唱した「電気療法」（エレクトロメディスン）は、まさに後の「波動医学」の原初的形態なのだ。

「波動医学」の根幹理論は、すべての組織、器官、臓器は固有周波数（ソルフェジオ周波数）を持つ、というもの。そして、生命の「発生」「再生」「治癒」の現象をつかさどるのも、その固有周波数である……という真理だ。

それは、万能細胞と体細胞が、可逆的に相互変換するという生命の驚異をも解き明かしている。

（図A）「再生」と「治癒」の奇跡が明らかに！

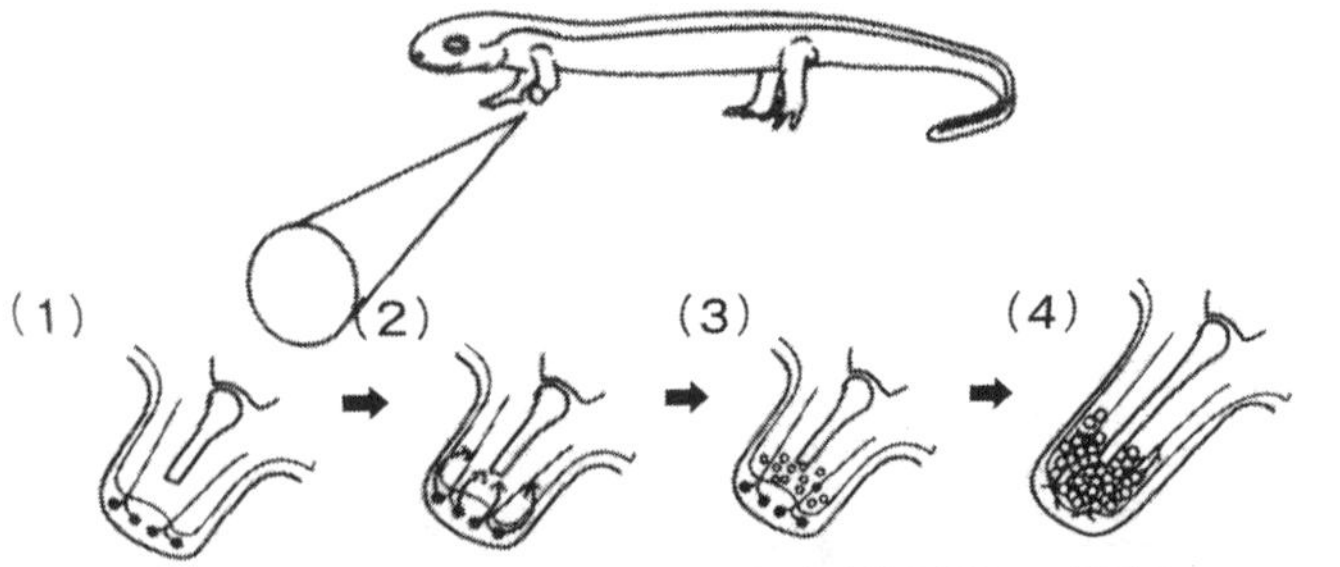

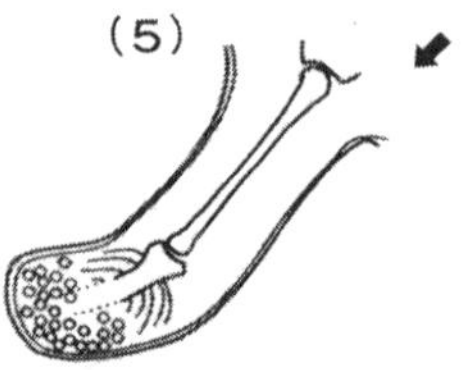

トカゲの失われた足はどうして「再生」するのか？
(出典『クロス・カレント』ロバート・ベッカー著より)
①傷口に治癒の神経結合が形成される。
②そこからマイナスの治癒電流が流れる。
③治癒電流は通常の体細胞を幹細胞に戻す。
④幹細胞は切除部位を満たしていく。
⑤成長が促進され再生が進行していく。
※傷口の「治癒」「再生」も同様に進行していく。よって、消毒薬の塗布は再生のための幹細胞を傷害し、治癒反応を阻害し、遅らせるのである。

（図B） 万能細胞が、様々な体細胞におのおの変化

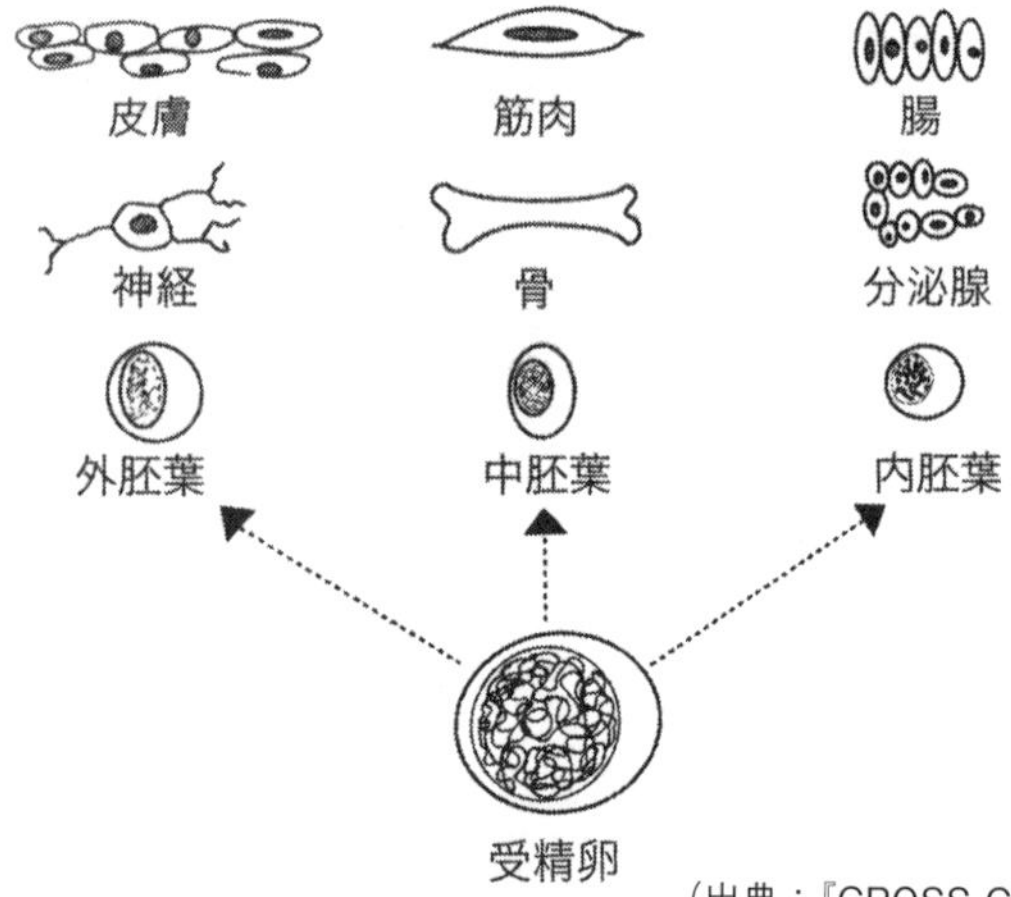

（出典：『CROSS CURRENTS』）

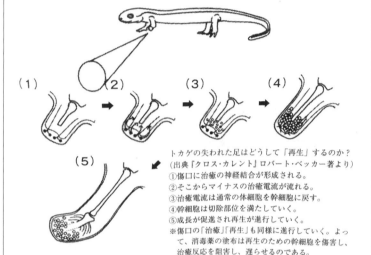

（図C） 傷が治る「自然治癒」の謎がついに解けた！

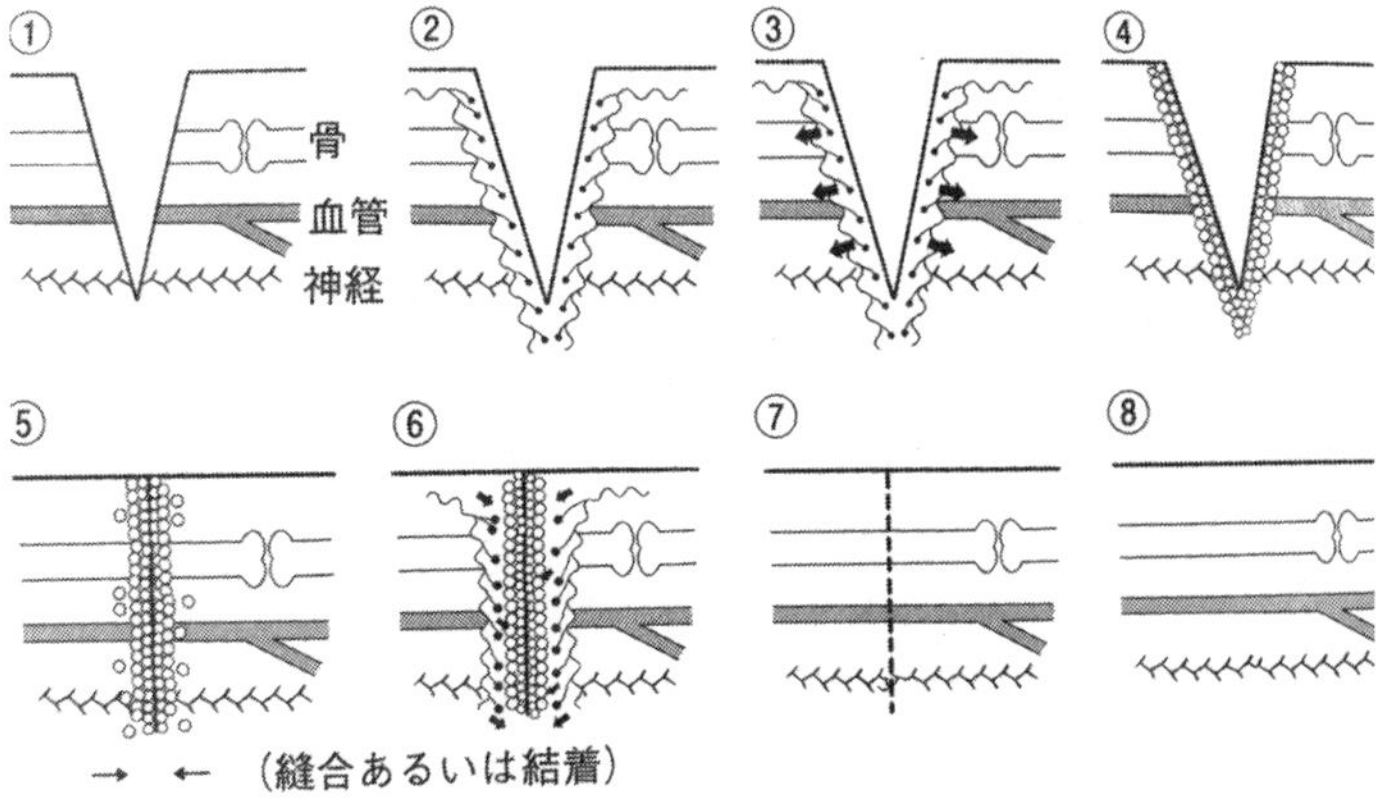

（出典：『未来を救う「波動医学」』）

●「発生」「再生」「治癒」の解明

たとえば、現代医学にとっては、切り傷がなぜ治るのか、まったくの謎である。

医学者は、だれ一人説明できない。しかし、「波動医学」なら造作もないことだ（図C）。

切り傷ができた瞬間に、切断面に神経ネットワークが形成される。そして、第一次治癒電流が流れる。すると、切断面の体細胞は、万能細胞にもどる。そして、縫合などで切断面を密着させると、第二次治癒電流が流れ、切断面の万能細胞に、各々、体細胞に変化するよう指示する。これが、各組織で異なるソルフェジオ周波数である。

そして、切断面の万能細胞は……皮膚、筋肉、骨、血管、神経……などに変化していく。こうして、最後には切断面すら痕跡を残さずに、切り傷は治癒するのである。これこそが、自然治癒力メカニズムの解明なのだ。

さらに、付言するなら、この生命メカニズムは、日本で闇に葬られた「千島・森下学説」の証明ともなっている。これは、二人の日本人学者が解明した壮大な生命論である。

それは、半世紀も前に弾圧とともに、歴史の闇に封印されてしまった。

その一翼を担われたのが故・森下敬一博士（国際自然医学会会長）だ。

わたしが医学の師として私淑し、永遠に尊敬している方だ。

ロバート・ベッカー理論は、「波動医学」の道を拓くものであり、一方で、「千島・森下学説」を立証するものでもあった。

それは、さらに近代から現代にかけて、世界の医学理論をねじ曲げ、医療利権を独占してきた〝闇の勢力〟ロックフェラー財閥の陰謀に鉄鎚を下すものでもあった。

〝やつら〟こそ、近代から地球世界を支配してきた国際秘密結社イルミナティとして蠢《うごめ》く悪魔的連中だ。

●世界最大の軍隊と独りで対決

ベッカー博士は、その悪魔勢力と真っ向から戦ってこられた学者だ。

とりわけ、わたしの胸を感動で揺さぶったエピソードがある。アメリカ軍部は、世界各地の深海に潜む原子力潜水艦と交信するため全米に超低周波通信ネットワーク（「サングイン計画」）を推進しようとしていた。それに、真っ向から異を唱えたのがベッカー博士だ。

たった一人、孤立無援で、世界最大の軍隊と対決した。そして、計画を撤回に追いやった。

アメリカ市民の生命と財産は守られた。わたしは、感動で魂が震える思いがする。これこそ、真の学究の生き方というものだろう。世間にあまたいる御用学者たちに、このベッカー博士の崇高な生き方を、学んでほしい。

もう、一人。『クロス・カレント』の翻訳は、忘れ得ぬ人との出会いのきっかけとなった。

それが、国際的な環境ジャーナリスト、ポール・ブローダー氏との邂逅《かいこう》だ。

●ポール・ブローダー氏との出会い

ブローダー氏は、雑誌『ニューヨーカー』に「メドゥ・ストリートの悲劇」と題する記事を連載したことで有名だ。この通り一帯は強力な送電線が通っており、住民はその有害電磁波に晒されていた。ガン、白血病、奇病……。まさに、彼の記事は、見えざる恐怖、電磁波被曝が、いかに恐ろしいものであるかを、世界に知らしめたのだ。

日本でも電磁波問題に取り組んでいた市民グループがあった。それが「ガウスネット」だ。市民たちは基金を募りブローダー氏を日本に招聘《しょうへい》し、全国講演ツアーを企画した。

わたしは、その案内役を任された。まず、成田空港で出迎える。じつに、気さくな笑顔の方だった。成田から都心に向かう電車の中で、ブローダー氏は、驚いた素振りで、外を見ろ！

と指差す。窓外の田園風景に鉄塔と高圧線が何本も連なっている。

「……民家の屋根のすぐ上まで、送電線が垂れて下がっている。こんな風景は初めて見た。極めて危険だ。ここは、特別な地域なのか？」

そこで、わたしは答えた。

「これは、日本ではあたりまえ。都市部に行ったら、さらに送電線は二重、三重に屋根の上を走っていますよ」

「……オー・マイ・ゴッド！」。あきれ果てた、という風に顔を振る。

市民グループ主催ながら、全国講演ツアーは大盛況だった。

日本における電磁波問題について、一石を投じることができた。

打ち上げの酒席で、ブローダー氏はくつろいでおられた。わたしの下手な英語の冗談にも腹を抱えて笑われた。その後、手紙が届いた。

「わたしのビア・フレンドよ。いちどアメリカに遊びに来ないか？　一緒に釣りを楽しもう」

その後、多忙にまぎれて、期待に添えなかった。じつに残念だ。ベッカー博士同様に、じつに誠実でヒューマンな方だった。

●IH調理器や5Gは人類を滅ぼす

最後に、本書『復刻版』の刊行を契機に、読者のためにいささかの加筆説明をしておきたい。

最初の翻訳版が出て、三〇年の月日が流れている。

とうぜん、その間の事柄は、本書に記載されていない。

たとえば、身の回りの家電製品でも、変化が見られる。

IH調理器などは、その典型だ。これは、普通の電気コンロより何十倍も有害電磁波を出す。通常に使用しているだけで、妊婦の流産は五・七倍も増える。絶対、使ってはいけない。

もし、やむをえず使用するなら、作動中は近付かないことだ。

ホットカーペットも強烈な発ガン性がある。ぜったい、使ってはいけない（磁場も電場も出さない安全カーペットもある。スウェーデン、エレクトラックス製）。

ベッカー博士は、「人類は〝電磁波の海〟を泳いでいる」と嘆いておられたが、現代、その危機はより深刻だ。携帯電話は、すでに人類一人に一台の普及ぶり。電磁波強度も3Gのガラケイから、4Gのスマホに移行し、さらに5Gまで導入されようとしている。

一世代一〇倍ずつ有害電磁波は増強していく……。

その脅威は『やっぱりあぶない電磁波』（花伝社）『コロナと5G』（共栄書房）などで解説している。ぜひ、手にとってほしい。

専門家は「5Gが普及したら、人類二〇億人が死滅し、一〇〇年後の地球に生物は存在しなくなる」と警告しているのだ。

電磁波の危険性を人類の目から隠せ！

●「電磁波って何ですか？」（松下電機）

電磁波汚染は、化学物質、放射能につぐ〝第三の公害〟である。

前者の二つには、一応「安全基準」が設定されている。

しかし、電磁波公害に対する「安全基準」なるものは、きわめて杜撰《ずさん》なのだ。

本文でもロバート・ベッカー博士は、なんどとなく電磁波「安全基準」のいい加減さを嘆き、怒り、告発している。

かつては、電磁波被曝の生体被害は「〝体温が上昇する〟ことで発生する」と考えられていた。これが「熱効果」（サーマル・エフェクト）だ。

しかし、ベッカー博士は、本書で、この理論を完全に否定している。

電磁波の生体有害性を決定づけるものは〝サイクロトロン共鳴〟現象なのだ（本文207頁参照）。つまり、体温が上昇しなくても、深刻な生体被害が多発している。（「非熱効果」：ノン・サーマル・エフェクト）

電磁波の電磁エネルギーが荷電粒子の運動エネルギーに転嫁される。

この事象により、細胞破壊や染色体損傷さらには神経障害など、生理被害が発生するのだ。

しかし、この〝サイクロトロン共鳴〟理論を知る人は、極めて少ない。

電磁波関連の書籍を何冊も渉猟してきたが、この用語に出合うことは皆無だった。

この〝サイクロトロン共鳴〟に触れたのは、本書『クロス・カレント』以外にないのではないか、とすら思える。

〝サイクロトロン共鳴〟を知らなければ、電磁波の生体被害など、理解できるはずもない。それどころか、日本の科学者や専門家で、電磁波問題を正確にとらえている人がどれだけいるのか？

かつて、松下電機（株）の電気炬燵《こたつ》事業部に「ナショナル電気炬燵から、どれだけ電磁波が出ているか？」を、同事業部長に問い合わせたら、かえってきた答えが「……電磁波って、何ですか？」。これには、絶句した。

超一流家電会社の現場責任者ですら、このレベルなのだ。

ましてや、彼ら技術者は「電磁波の有害性」など、まったく知らない。恐るべき無知の集団なのだ。

●無意味な「熱効果」が「安全基準」⁉

専門家ですら、電磁波の存在どころか用語すら知らないのだ。

こんな状態で、「安全性」議論など起こるはずもない。とりわけ、日本人の認識、知識は保育園レベルだ。まさに、日本人は平和な〝お花畑〟に住んでいる。日本列島は〝愚者の楽園〟そのものだ。

本書『クロス・カレント』が、覚醒のきっかけとなることを祈るばかりだ。

さて――。

現時点での電磁波「安全基準」について、触れておく。

国際機関では、その「安全基準」として、一応「SAR」という値が定められている。

これは……「比吸収率」の略称だ。

「……人体が電磁波を浴びたとき、その『熱作用』(生体に強い電波が当たると、体温が上昇する現象)が健康への影響を評価する定量的な物理量として国際的に採用されている指標値。一〇〇kHz以上の高周波電波に影響が現れやすい」(加藤征三博士、三重大名誉教授)

つまり、国際的には、いまだベッカー博士が否定した「熱効果」がまかり通り、それを基準にしているのだ。

「……身体全体に変化が現れる基準値は『SAR＝四W/kg』であり、職業環境・住居環境によって電波の安全基準が異なります。▼職業環境SAR：〇・四W/kg以下。▼住居環境SAR：〇・〇八W/kg以下」(加藤博士)。

「こんな、『安全基準』など初めて聞いた」という人ばかりだろう。

「……その測定方法は、実際に煩《わずら》わしいです。そのため、電波の強さを表す『四つの物理量』

により、電磁波の抑制具合を確認しても良いことになっています」（同）

「①電界強度E（V／m）、②磁界強度H（A／m）、③電力束密度S（mW／㎠）、④磁束密度B（T）。電波を発する製品は、上記四つの物理量により、電波防護管理が義務付けられています」（同）

悪魔の電磁波利権を守るための悪質工作だらけ

●単位ミリガウス（mG）を抹殺！

ここまで読んで、あなたは首をかしげるだろう。

まず、ベッカー博士が否定した「熱効果」を、いまだ「安全基準」に採用していることの不可解さだ。さらに、本書でとりあげた電磁波強度の単位ガウス（G）、ミリガウス（mG）の値が、どこにも見当たらないことだ。

なぜか……？

もう、お判りだろう。国際的な〝闇の勢力〟は、電磁波の有害性を極力隠したい。

そこで、不可解、複雑な〝単位〟を色々もちだして、ミリガウス（mG）という正当な測定単位を、闇に葬ったのだ。

これには、ベッカー博士も、草場の陰で、あきれ果てていることだろう。

いったい、電磁波の有害性を隠しているのは、どんな連中なのか？

「……欧米を中心として、CISPR（国際無線障害特別委員会）という国際組織に準拠したEMC規格マークを製品に取り付けることが標準化されています」（同）

ここまで読んでもあなたは釈然としないはずだ。

●〝闇の勢力〟の〝不都合な真実〟

本書『クロス・カレント』を著した世界屈指の生体電磁気学の権威、ロバート・ベッカー博士との〝危機感〟の温度差はあまりにも大きい。

その理由は業界側の解説で、明らかとなる。

「……実は、低周波の電磁波に関する『安全基準』は、世界的にはガイドラインという形がとられており、『規制』までは行っていません」（ブログ『Green Utility』2022／1／6）

ここで、世界を支配する〝闇の力〟が働いていることは歴然だ。

「……日本では、〝技術〟基準として省令を発しており、『50／60Hz（全世界共通）の居住環境で生じる電磁波が、人の健康に影響がある』という科学的証拠は、現段階では認められていないため、『低周波』に関しては、世界的にそこまで厳しい目を向けられていない、というのが現状です」（同ブログ）

（図D）　世界を裏から操る“闇の勢力”は三層構造だ

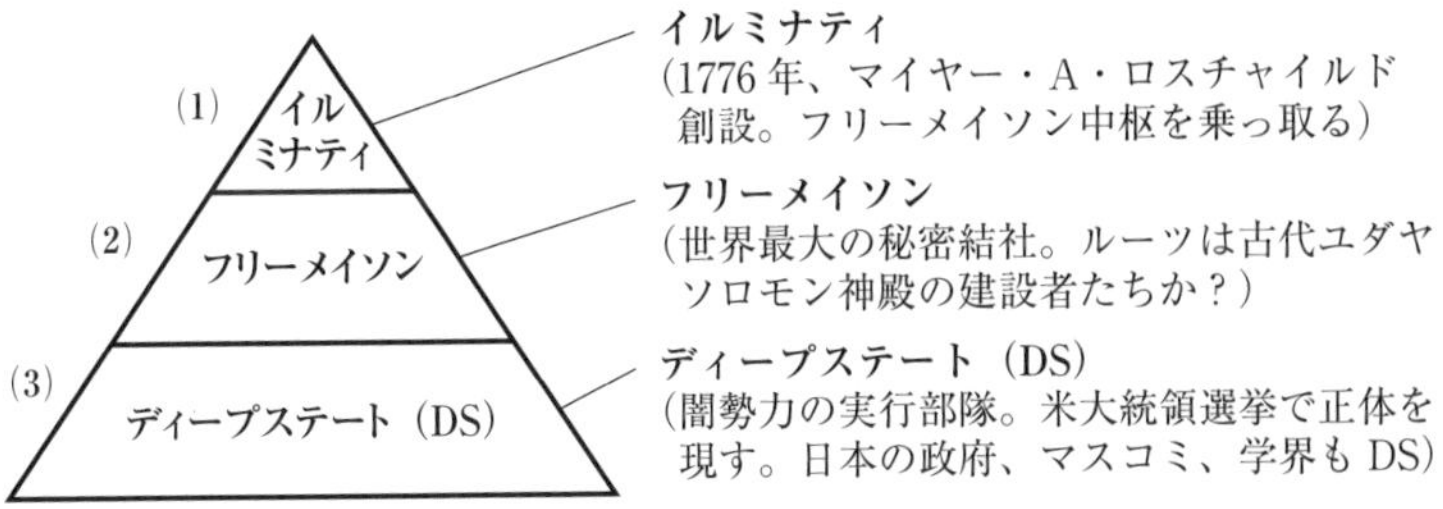
(1)
イルミナティ
(2)
フリーメイソン
(3)
ディープステート（DS）
イルミナティ
（1776年、マイヤー・A・ロスチャイルド創設。フリーメイソン中枢を乗っ取る）
フリーメイソン
（世界最大の秘密結社。ルーツは古代ユダヤソロモン神殿の建設者たちか？）
ディープステート（DS）
（闇勢力の実行部隊。米大統領選挙で正体を現す。日本の政府、マスコミ、学界もDS）

ここで、すべてが明らかとなる。

〝闇の勢力〟は、電磁波の危険性に関しては、徹底的に隠蔽する。

だから、いまだベッカー博士の理論と提案を、世界の国家、メディア、学界は、完全黙殺している。それは、（1）イルミナティ、（2）フリーメイソン、（3）ディープステート（DS）にとって、はなはだしく〝不都合な真実〟だからだ（図D）。

だから〝やつら〟は、電磁波問題をできるだけ闇に秘匿しておきたい。ましてや、法的規制など論外だ。

なぜなら、〝闇の支配者〟にとって、電磁波こそ巨大利権そのものだからだ。

たとえば、エネルギー――。まず、発電所では、職員に急性白血病が通常の三八倍、脳腫瘍が一二倍も発生している。これら、事実はほぼ完全に隠蔽されてきた。さらに、送電線から出る電磁波で一ミリガウスに比べて、四ミリガウス以上では、子どもも白血病、脳腫瘍六倍、悪性リンパ腫五倍も発生している。(オルセンら1993年、「ノルディック報告」)

これらが広く知られることは、電力利権にとって、はなはだしく都合が悪い。だから、〝やつら〟は、政府、学界、メディアに圧力をかけて徹底的に隠蔽してきたのだ。

●電波「安全基準」に一〇〇万倍大差

これら残酷無比な仕打ちの犠牲者たちを減らすために、ベッカー博士は人生をかけて奮闘してこられた。その心底からの叫びは、本書『クロス・カレント』の随所から聞こえてくる。

だから、博士は低周波電磁波の「安全基準」として電気製品一ミリガウス、居住地〇・一ミリガウスを提唱しているのだ。それも「これらが絶対安全ではない」と断っている。

同じことは、高周波にも言える。博士の提案する「安全基準」も、あくまで暫定値である。それは、〇・一mW/㎡。「最低限でも、ここまで電波強度を抑えるべき」という主張だ(詳しくは、拙著『ショック! やっぱりあぶない電磁波』花伝社 を一読ください)。

しかし、世界の電波基準値(ガイドライン)は、あまりにデタラメだ。(次頁表E)

世界で最も厳しいオーストリア、ザルツブルク市基準値にくらべて、アメリカ、カナダ、日本の値は、なんと一〇〇万倍……! なぜ、これほどまで驚愕大差がついたのか? 理由は、ただ一つ――。軍事的要請だ。

電磁波を規制したらおそらくアメリカ軍の戦闘能力は一〇分の一以下になるだろう。だから、

（表E） 日本の規制は先進国より60～100万倍も甘い！

基地局からの電磁波（高周波）の規制値について（国際比較）

国名、年代等	周波数900MHz（メガヘルツ）	周波数1800MHz（メガヘルツ）
スイス、政令2000	4.2μW/㎠	9.5μW/㎠
イタリア、政令2003（屋外）	9.5μW/㎠	9.5μW/㎠
ロシア（モスクワ）1996	2.0μW/㎠	2.0μW/㎠
中国、1999	6.6μW/㎠	10.0μW/㎠
ICNIRP	450μW/㎠	900μW/㎠
日本、告示1999・アメリカ・カナダ	600μW/㎠	1000μW/㎠
パリ（フランス）	1.0μW/㎠	
ザルツブルク（オーストリア）（屋外） 勧告2002（室内）	0.001μW/㎠ 0.0001μW/㎠	0.001μW/㎠ 0.0001μW/㎠

ICNIRP＝国際非電離放射線防護委員会資料参照

日・米・加の軍事同盟は、それを絶対に許さない。

同じことがエネルギー部門にも言える。発電所や送電線からの電磁波をベッカー博士の提案する値まで規制したら、おそらく電力利権の収益は一〇分の一以下になるだろう。

だから、電磁波被害は、まったく〝無い〟ことにする。

まさに、命よりカネなのだ。

そして〝犠牲者〟は、なにも知らない。そのうち不調に倒れ、ガンや難病を病み、次々に殺されていく。いつでも、真っ先に犠牲になるのは、弱き人々、無知なる人々たちなのだ。

●超能力と量子テレポーテーション

本書を読んで、ベッカー博士が「超能力」の存在を認めていることに感服された方も多いだろう。ハンドヒーリングはＭＲＩと同じ原理……と見抜いたことなど、まさに炯眼《けいがん》というべきだ。ただ、「遠隔」気功などの謎について「発信者」「受信者」との間の〝距離〟は説明が不能……と、本書で述べておられる。

三〇年前の時点では、当然である。

だれも、この謎を解明できないでいた。それに、「解」を与えたのが量子力学である。

驚嘆する宇宙の謎の解明につながるのが量子テレポーテーション現象だ。これは、「量子ヒモ理論」とも呼ばれる。対の状態にある二つの量子間で、〝情報〟が時空を超えて瞬時に伝達される……という現象だ。

相対性理論のアインシュタインが頭をかきむしったという量子力学……。

時代は、すでに、超然たる神秘の解明に向かって動いている。

この量子テレポーテーション現象は、すでに、いくどもの実験で証明されている。

そして、それは「超能力」や「超常現象」を、鮮やかに説明するのである。

さらに、量子力学は、人体は「肉体」「幽体」「霊体」……など、多次元的存在である、としている。重ねて「霊魂」「転生」の神秘まで、量子力学は解明しようとしている（参照：『量子テレポーテーションの世界』船瀬俊介・飛沢誠一著、ヒカルランド）。

それは、まさに心躍る、知の昂奮のひとときだ。

しかし、ほとんどの学者、研究者たちは、希望の未来を見つめてはいない。俯《うつむ》いて、旧弊な〝利権の館〟に飼われ、与えられる餌を食《は》んで、満足しているのだ。

しかし、ベッカー博士は、知の冒険に旅立ち、未知の扉を開けて、『クロス・カレント』などの名著を残された。そして、博士の立脚点は、権力でも利権でもない。

常に、市民の側に立っている。そして、子どもや孫たちに理想の社会を残すのは、市民の覚醒と団結と行動しかない、と断言している。

まさに、本書は、

——地球市民の未来に希望を与える、永遠のバイブル——である。

『復刻版』の刊行に当たって、ロバート・ベッカー博士が、二〇〇八年、逝去されたことを知った。享年八四歳。常に市民の側に立ち、理不尽な権力と対峙してこられた学究人生だった。ノーベル賞に二回ノミネートされながら、受賞が叶わなかったのも、その反骨の生き方ゆえだったのは、まちがいない。かえってそれこそ、博士の誇りであったはずだ。

自ら信じるわが路を、歩かれて、われわれ後進に道を指し示して下さったベッカー博士に、心より尊敬の念を捧げたい。

そして、ご冥福をお祈り申し上げます。

さらに、拙著、最新刊『世界をだました5人の学者』（ヒカルランド）を捧げたい。〝闇の勢力〟から「近代医学の父」の冠を被せられ、医学を根底から腐敗させたルドルフ・ウイルヒョウなど五人の学者を断罪している。

悪魔の〝闇〟の使徒として、人類史の現代を歪めた〝かれら〟に対して、ベッカー博士は、まさに、対極の〝光〟の人生を歩まれたのだ。

末筆になりましたが、『復刻版』出版を決定してくださった、ヒカルランドの石井健資社長に心より感謝申し上げます。

二〇二二年八月

訳者　船瀬俊介

著者　ロバート・O・ベッカー　Robert O. Becker
1923年生まれ。ニューヨーク州立大学メディカルスクール卒業後、インターンとしてニューヨーク・ベルビュー病院で研修。52年、整形外科医として軍務につき、55年除隊。その後、母校に戻り教壇に。ニューヨーク州立大学・同州医療センター、ルイジアナ州立大学医療センター正教授。これまでに150を超える医学論文を発表。電磁波と生物の関係を研究したパイオニアであり、指導的な学者として、過去2回、ノーベル賞候補にノミネートされている。著書には、本書の他に『ボディ・エレクトリック』などがある。2008年逝去。

訳者　船瀬 俊介　ふなせ・しゅんすけ
1950年、福岡県田川郡添田町生まれ。早稲田大学第一文学部・社会学科卒業。学生時代から消費者・環境問題に関心を抱く。大手メディアが報じない真実に迫り、洗脳を解く情報を明らかにし、「医」「食」「住」問題を中心に、執筆、評論、講演活動を続けるジャーナリスト。著書に『コロナと陰謀』『「波動医学」と宗教改革』(ともにヒカルランド)、『アメリカ不正選挙2020』(成甲書房)他多数。同志を募り、「船瀬塾」を定期的に主宰している。

本書は1993年12月に新森書房より刊行された『クロス・カレント—電磁波・複合被曝の恐怖』の新装復刻版です。

【新装復刻版】クロス・カレント
電磁波〝複合〟被曝の恐怖

第一刷　2022年11月30日

著者　ロバート・O・ベッカー

訳者　船瀬俊介

発行人　石井健資

発行所　株式会社ヒカルランド
〒162-0821　東京都新宿区津久戸町3-11　TH1ビル6F
電話　03-6265-0852　ファックス　03-6265-0853
http://www.hikaruland.co.jp　info@hikaruland.co.jp

振替　00180-8-496587

本文・カバー・製本　中央精版印刷株式会社

DTP　株式会社キャップス

編集担当　小澤祥子

ISBN978-4-86742-195-6

ヒカルランド　好評既刊！

地上の星☆ヒカルランド　銀河より届く愛と叡智の宅配便

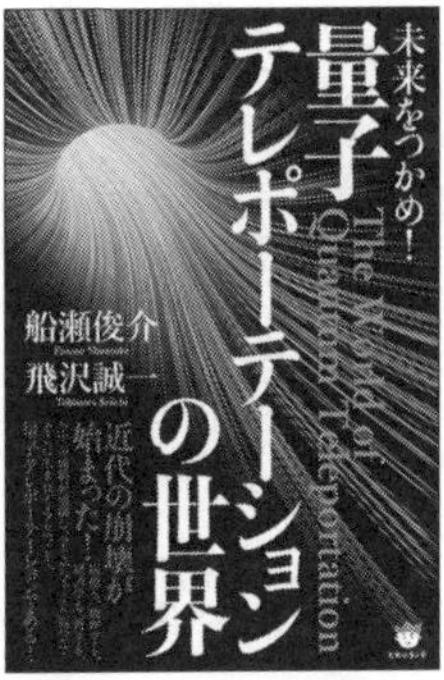

未来をつかめ！
量子テレポーテーションの世界
著者：船瀬俊介／飛沢誠一
四六ソフト　本体1,600円+税

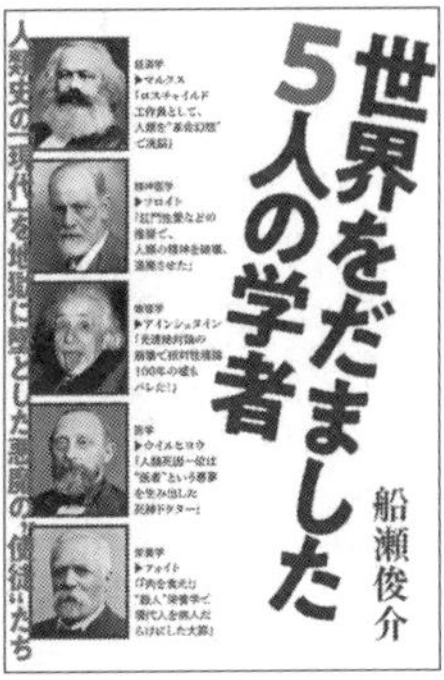

世界をだました５人の学者
著者：船瀬俊介
四六ソフト　本体2,500円+税

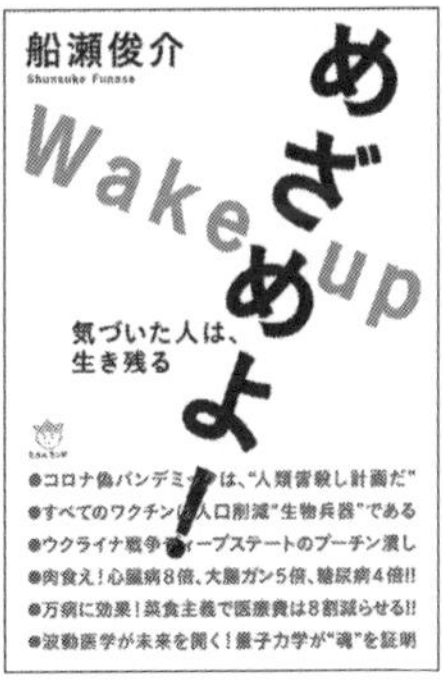

めざめよ！
著者：船瀬俊介
四六ソフト　本体2,000円+税

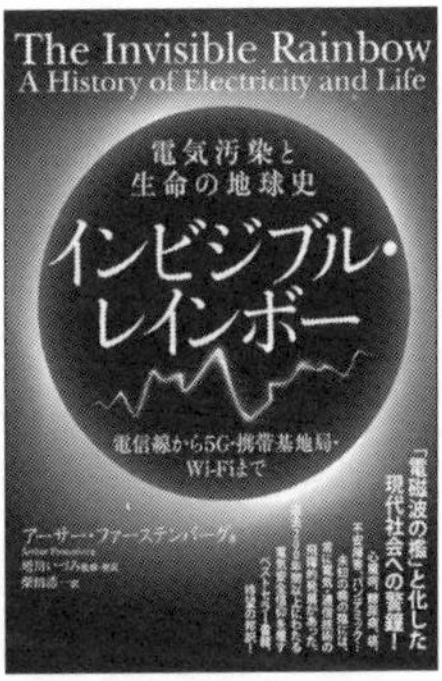

電気汚染と生命の地球史
インビジブル・レインボー
著者：アーサー・ファーステンバーグ
監修：増川いづみ
訳者：柴田 浩一
A5ソフト　本体4,550円+税

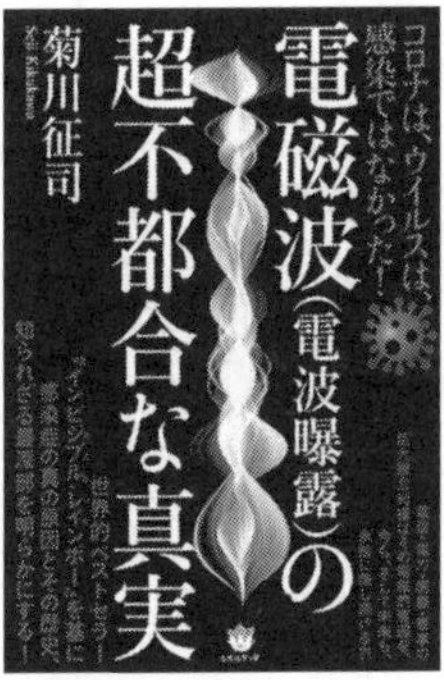

電磁波（電波曝露）の
超不都合な真実
著者：菊川征司
四六ソフト　本体2,000円+税

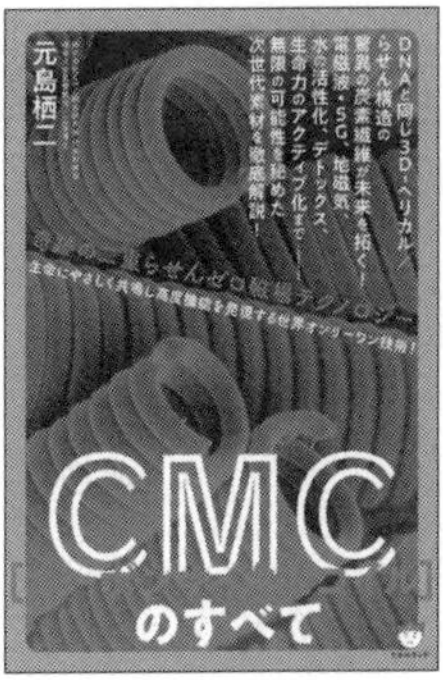

CMC（カーボンマイクロコイル）
のすべて
著者：元島栖二
四六ソフト　本体2,000円+税